AF817310

UNIVERSALE
ECONOMICA
FELTRINELLI / SAGGI

EUGENIO BORGNA

Di armonia risuona e di follia

© Giangiacomo Feltrinelli Editore Milano
Prima edizione in "Campi del sapere" settembre 2012
Prima edizione nell'"Universale Economica" – SAGGI aprile 2016
Seconda edizione maggio 2016

Stampa Nuovo Istituto Italiano d'Arti Grafiche - BG

ISBN 978-88-07-88775-8

www.feltrinellieditore.it
Libri in uscita, interviste, reading,
commenti e percorsi di lettura.
Aggiornamenti quotidiani

IL RAZZISMO
È UNA
BRUTTA STORIA.
razzismobruttastoria.net

Come se cadesse una stella filante,
Milena, e nessuno la vedesse

Alla ricerca della immagine perduta

I folli

E tacciono, perché sono abbattute
nelle loro menti le barriere,
e le ore in cui si potrebbe comprenderli
vengono e vanno.

Spesso a notte, affacciati alla finestra,
tutto ritrova a un tratto il giusto senso.
La loro mano poggia sul concreto
e il cuore è alto e vorrebbe pregare,
e gli occhi in pace guardano

nel recinto ormai calmo l'insperato
giardino tante volte sfigurato
che nel riverbero di mondi ignoti
continua a crescere e mai non si perde.

Rainer Maria Rilke, *Nuove poesie* [129]

Questo libro nasce da un seminario, tenuto agli studenti di un liceo di Novara in vista dell'imminente esame di maturità, sul tema della follia: su quali siano state, e siano, la sua immagine e la sua realtà. Un tema, certo, non nuovo, e invece sempre nuovo, nella misura in cui la psichiatria italiana, la legge di riforma della psichiatria italiana, continua ad essere la sola psichiatria in Europa, e non solo in Europa, nella quale con l'abolizione dei manicomi si possa realizzare una psichiatria radicalmente umana, e sempre aperta a nuove riflessioni. Sono trascorsi molti anni dalla sconvolgente trasformazione dei modi possibili di fare psichiatria, in Italia, ma non finiscono mai di nascere, e poi di morire, punti di vista diversi sulla follia: sugli enigmi, e in fondo sul mistero, del dolore e dell'angoscia, della inquietudine e della disperazione, della fragilità e della debolezza, delle speranze infrante e della nostalgia della morte volontaria, degli slanci del cuore e delle intermittenti folgorazioni creative, che fanno parte della follia: della sua immagine perduta. Certo, solo se si seguono sentieri diversi da quelli abituali, è possibile guardare alla follia con occhi rinnovati dalla esperienza mai finita del dolore, dalle letture dei testi non solo psicopatologici ma poetici e filosofici, dalle intuizioni improvvisamente riemergenti dalla vita, dal mettere fra parentesi ideologie, e tradizionali modi di pensare. Una ultima premessa: *non* la follia nei suoi aspetti sintomatologici e clinici è il tema di questo libro, *ma* la follia nei suoi aspetti psicopatologici e fenomenologici: la follia come testimonianza degli infiniti orizzonti del dolore: la follia come sorella sfortunata della poesia; e di queste immagini perdute della follia è alla ricerca il mio lavoro.

(I due grandi circoli tematici della follia sono costituiti dalla schizofrenia e dalla depressione, che sono esperienze psicotiche, e di questa e di quella si parlerà in questo libro; ricercando in esse, soprattutto, le linee tematiche del dolore che le rende così vicine ad altre esperienze umane, come sono quelle neurotiche, che fanno parte della vita di ciascuno di noi, e che sconfinano talora nella follia.)

Nella prima parte del lavoro la follia, la sofferenza psichica, è descritta seguendo il tema del dolore, delle fiammate laceranti del dolore che, risonanza interiore ignorata, e dimenticata, si accompagna, come in Nietzsche, ad ogni esperienza della follia. Il dolore, un dolore lancinante, un dolore che non si vede e che solo le parole dei pazienti ci fanno conoscere, segna, e ferisce, la condizione depressiva di Kierkegaard: attraversando alcuni dei suoi testi più celebri, e sconvolgenti, dai quali siamo ogni volta lacerati, e commossi, nella profondità della nostra anima. Il dolore è anche premessa alla depressione che nasce in ciascuno di noi nelle ore oscure della vita, e che sarà testimoniata da alcune storie cliniche nelle quali al dolore si accompagnano radicali e profonde esperienze di colpa e di disperazione, di vita e di morte, di morte imminente e di morte volontaria. Alla depressione, alla malinconia clinica, alla malinconia-malattia (sono definizioni equivalenti), si accompagna la malinconia-stato d'animo, la malinconia leopardiana, la malinconia poetica, che ne è la controimmagine umbratile e luminosa, vicina e lontana nelle origini, e nella fenomenologia: nelle parabole agoniche del dolore.

La seconda parte è dedicata alla influenza che la follia, la schizofrenia, svolge sulla immaginazione creatrice di persone geniali.

Nel primo capitolo la creazione lirica di Nelly Sachs, premio Nobel per la poesia, e quella di Paul Celan, il più grande poeta di lingua tedesca del secondo Novecento, si intrecciano in alcuni momenti della loro vita a profonde incrinature psicopatologiche che modificano radicalmente i temi e le scansioni espressive delle loro poesie. Sono destini, quelli dell'una e dell'altro, accomunati dalla ebraicità e dalle atroci vicende delle persecuzioni che hanno stravolto la loro vita, e quella dei loro familiari. Non mi sarà possibile riflettere sulle loro bellissime poesie, e sulle correlazioni che ci sono state in esse con l'esperienza, sia pure intermittente, della follia, senza sottolineare la radicale importanza che gli abissi inenarrabili del dolore, dell'Olocausto, hanno avuto sulla loro vita, e sulla loro creazione poetica, sfregiate da ferite sanguinanti, e incancellabili. (A questo riguardo, non vorrei rinunciare a commentare alcuni strazianti e splendidi film che, con il linguaggio delle immagini, terranno viva la memoria, la memoria vissuta, di avvenimenti radicati in un passato che, solo se si fa di continuo presente, non si svuoterà di senso.)

Nel secondo capitolo il lavoro si confronta con la storia interiore di Virginia Woolf: folgorata in alcuni suoi decisivi momenti da crisi psichiche che non sono state di sola matrice depressiva, come abitualmente si sostiene, ma di matrice radicalmente più profonda, e più sconvolgente. Analizzando alcuni suoi meravigliosi, e trasognati, romanzi, alcune sue lettere, il suo diario, la biografia, si colgono struggenti corrispondenze fra la esperienza psicotica e la creazione letteraria nei suoi svolgimenti tematici e nelle sue atmosfere emozionali. Non è possibile avvicinarsi alla sua vita, certo, ma nemmeno alla sue splendide narrazioni, alle loro dimensioni elegiache, alla loro grazia musicale, senza tenere presenti il dolore e la tristezza, l'angoscia e la disperazione, conseguenti alla malattia dell'anima, dalla quale Virginia Woolf è stata ferita. Sia pure con l'angoscia nel cuore è forse possibile dire che alcuni dei suoi momenti creativi più alti, e vertiginosi, non sarebbero stati nemmeno sfiorati se il dolore, conseguente al divampare in lei delle esperienze psicotiche, non l'avesse sommersa nei laghi oscuri della disperazione, e dei presagi della morte desiderata, e anticipata.

L'ultimo capitolo della seconda parte si confronta ancora con la dimensione creativa della sofferenza psichica; incentrandosi sul tema delle correlazioni possibili fra esperienze artistiche, esperienze pittoriche, ed esperienze emozionali che nascano dalla malinconia: dalla malinconia-malattia e dalla malinconia-stato d'animo; dalla malinconia patologica e dalla malinconia leopardiana, che di volta in volta sono presenti in questa, o in quella, creazione pittorica. Sia l'una sia l'altra forma di malinconia sono accomunate dalle spine roventi del dolore che ha in esse accensioni, e incandescenze, diverse nella loro intensità, ma non nelle loro qualità maieutiche. La malinconia si rispecchia (così) in alcune splendide opere d'arte che nelle loro folgorazioni creative, e nelle loro risonanze emozionali, possono essere (forse) decifrate meglio in contesti interdisciplinari dalla critica d'arte, e dalla psichiatria. Recenti (grandi) mostre contemporanee hanno portato alla ribalta l'importanza di una concertazione ermeneutica fra l'una e l'altra.

La terza parte del lavoro è ancora dedicata alle folgorazioni creative del dolore, a quelle nondimeno che si hanno talora in noi, anche se non siamo persone geniali, quando una condizione normale di vita, come quella anoressica, o una condizione psicotica, come quella schizofrenica, scendano sulla nostra vita: lacerandola, e angosciandola. Sono immagini del dolore, queste, ancora più strazianti, vorrei dire, di quelle che nascano nel contesto della grande poesia, e della grande arte pittorica, che hanno risonanze, riconoscimenti, e fama, tali da arginare almeno in parte la solitudine, la desertica solitudine, che la malattia, la follia, il dolore in esse, trascinano con sé.

Così, dal primo capitolo riemerge una esperienza poetica di sconvolgente sensibilità in una giovane donna anoressica. Sono poesie immerse in una cascata di metafore, e di immagini, che hanno tematiche incentrate sul corpo che sta male, sul corpo che grida nel silenzio, sul corpo che anela ad una trascendenza ferita, ma non perduta, sul corpo che si fa sempre più esile. Le poesie ci fanno immediatamente conoscere la infinitudine del dolore, e la stremata delicatezza emozionale, che rinascono da ogni condizione anoressica, e da questa in particolare. La psichiatria non riesce con i suoi linguaggi aridi e ghiacciati a rendere palpitanti di vita i movimenti interiori di un'anima anoressica. Alle poesie di questa giovane donna si accompagnano quelle che sgorgano dalla disperata sensibilità emozionale e creativa di una esperienza psicotica in altre due giovani donne. Sono poesie che, in modi diversi, manifestano la loro angoscia, e le loro speranze infrante, e in esse la nostalgia straziata, e il desiderio incancellabile della morte. Sono poesie che adombrano come in uno specchio oscuramente la fragilità, la gentilezza stremata dell'anima, e gli slanci del cuore, che vivono nella schizofrenia, nella follia, che è anche in noi.

Dal secondo capitolo riemerge l'immagine psicologica e umana della schizofrenia che si riflette nelle storie della vita di due giovanissime sorelle (una di esse è autrice di un diario che ne dice gli esordi della malattia) che mi è stato possibile seguire negli anni che ho trascorso in ospedale psichiatrico. Le loro esperienze, gli orizzonti sconfinati del loro dolore, le loro debolezze e i loro sogni trafitti dalle disillusioni, e dalla indifferenza, testimoniano ancora di una straziata (comune) infelicità, e di una rabdomantica (comune) sensibilità dinanzi alla sventura. La schizofrenia insomma non è un insieme caotico, e incoerente, di sintomi ma è una forma, una *Gestalt*, dotata di senso; anche se, per giungere a queste conclusioni, è necessaria una psichiatria disposta a rimettere in discussione i suoi paradigmi conoscitivi e interpretativi del dolore nella follia.

Nell'ultimo capitolo vorrei confrontarmi con l'immagine sociale della schizofrenia, con la comune percezione negativa che l'opinione pubblica ha della schizofrenia, con il mare di pregiudizi che tendono a destituirla di dignità, e di significati psicologici e umani, e anche con la radicale decisione con cui la legge italiana di riforma psichiatrica ha voluto ridare senso alla follia, e rivalutarla nella sua testimonianza dell'umano in essa. Gli stralci da esperienze rivissute da alcuni giovani pazienti consentiranno di intravedere le vaste dimore della interiorità schizofrenica, e non potranno non destare attenzione, e stupore, dinanzi al mistero del dolore.

La quarta parte del lavoro si riallaccia *non* alla linea tematica dominante, quella della follia, della schizofrenia e della depressione che la costituiscono, *ma* alla linea, distinta e parallela, quella della malinconia come dolore dell'anima, come malattia dell'infinito, che è la controimmagine umbratile e luminosa della follia. Ne ho parlato nelle ultime pagine della prima parte, la malinconia poetica di Giacomo Leopardi, di Georg Trakl e di Antonia Pozzi, e nell'ultimo capitolo della seconda parte, la malinconia come parola tematica delle esperienze pittoriche; e vorrei riparlarne in questa ultima parte del lavoro.

(La psichiatria non può non occuparsi dell'una, e dell'altra, linea di discorso, della follia come forma di vita patologica, che comprende depressione e schizofrenia, *e* della malinconia come tristezza leopardiana: come malattia dell'infinito. Non si può non tenere presente questa radicale distinzione: non mi sembra, del resto, oscura, o difficile da capire, benché sappia bene come il pensiero delle differenze sia sempre soccombente nei confronti di quello delle semplificazioni, e delle omogeneizzazioni.)

Quale è, allora, l'area tematica di questa ultima parte che si occupa di una *altra* forma di dolore: di un dolore che viene da molto lontano: dagli abissi insondabili dell'anima? L'area tematica è quella della vita mistica alla quale non è estranea l'esperienza del dolore che ne fa parte: un dolore che si accompagna alla malattia dell'anima; alla malattia dell'infinito; alla malinconia come metafora dell'altra follia che è in ciascuno di noi. Non c'è esperienza mistica, questa conoscenza sperimentale di Dio, che non conosca le oscure latitudini del dolore, le donazioni di senso del dolore, la tristezza, la inquietudine agostiniana, la solitudine, e gli smarrimenti del cuore. Sì, ancora una volta, metafore, e del resto anche la psichiatria non può non vivere di metafore nel cercare di cogliere qualcosa degli enigmi, e anzi del mistero, della psiche, dell'anima, che è l'oggetto-soggetto della sua conoscenza e della sua cura. Ma Blaise Pascal non giunge forse a dire – una vertiginosa metafora – che solo la follia della croce ci consente di conoscere e di amare Dio? Sulla scia di alcune emblematiche esperienze mistiche è (dunque) possibile, muovendo da punti di vista diversi da quelli della psichiatria, avvicinarsi alla fenomenologia della vita interiore, e al divampare in essa di stati d'animo e di emozioni che hanno a che fare con la sfera della malinconia, con le parabole agoniche del dolore, e con la disperazione: redente dalla speranza contro ogni speranza. Così, le esperienze mistiche si radicano in una palpitante comune umanità che le avvicina a noi, e noi a nostra volta ci avviciniamo al mistero che è in loro; e questo nel segno di una infinita circolarità di esperienze: le une diverse dalle altre, certo, ma le une non del tutto estranee alle altre.

Queste sequenze tematiche accompagneranno il mio cammino lungo i sentieri interrotti, e talora perduti, che ci avvicinano alle esperienze della follia, del dolore, dell'angoscia e della tristezza, della disperazione. Sono sentieri che attraversano le foreste, immerse nel silenzio e nell'oscurità, nelle quali si nascondono le tracce luminose dell'anima. Metafore, ancora metafore, in questo mio cammino che mi ha portato a pensare ad un libro diverso dagli ultimi che ho scritto, e forse ancora più degli altri sigillato dai ricordi che si innalzano stremati e arcani da una memoria abbarbicata alla mia vita in ospedale psichiatrico; e nondimeno aperta alla speranza, la speranza è la memoria del futuro nella bellissima immagine di Gabriel Marcel, di una psichiatria fragile e umana, mai nutrita di certezze: di una psichiatria che sia, e continui ad essere, comunità di cura e soprattutto comunità di destino. Senza dimenticare mai che, come ci dice Georg Trakl, la vita, la vita di ciascuno di noi, quando sia ferita dal dolore, di armonia risuona e di follia: di grazia e di lacrime: di speranza e di angoscia: di luci e di ombre; le une enigmaticamente intrecciate alle altre.

I. L'esperienza del dolore

Engellieder

Se anche una sola volta nel paese della vita,
nella confusione di fiere e mercati –
smarrissi il pallido fiore della mia infanzia:
quel mio primo Angelo solenne,
la sua bontà, la sua veste,
le mani giunte, la mano benedicente, –
ebbene sempre nei miei sogni più segreti,
conserverei l'immagine di quelle ali ripiegate,
come un bianco cipresso
dietro di lui...

Rainer Maria Rilke, *Le poesie giovanili* [132]

Invitato a tenere un seminario sulla follia, sulle sue forme di espressione creativa, e sulla psichiatria che la cura, mi sono proposto di illustrarla nelle sue tematiche, e nelle sue metamorfosi, muovendo dalla interiorità, dalla soggettività, dalle esperienze vissute, e guardando negli specchi delle anime ferite, e lacerate, dal dolore che si accompagna alla natura più profonda della follia.

L'immagine clinica della follia

L'oggetto-soggetto, di cui si occupa la psichiatria, sono i linguaggi dell'anima, i linguaggi del corpo, la inquietudine, la memoria, gli stati d'animo, le parabole agoniche del dolore, le ragioni del cuore nelle lacerazioni, e nelle distorsioni, a cui vanno incontro nella follia. Sono modi di essere, e modi di vivere, che con incandescenze radicalmente diverse confluiscono, da una parte, in esperienze psicotiche che sono espressione di malattia, e che rientrano nelle aree della follia *tout court*, e dall'altra in esperienze neurotiche che *non* sono malattie, e che non rientrano se non nelle aree metaforiche della follia. La psichiatria si occupa delle une e delle altre, e le une, e le altre, sono accompagnate dalla esperienza del dolore. Non c'è esperienza psicotica, o neurotica, che non si accompagni alla esperienza del dolore che giunge a lacerare l'anima, ed è esperienza che non può essere analizzata e decifrata se non immedesimandosi negli abissi della interiorità: cosa che alla psichiatria clinica, incentrata sulla ricerca dei modi di essere esteriori della malattia, non interessa. Quando la depressione, e in modo ancora più angosciante la dissociazione psicotica, scendono in noi, come potremmo non essere lacerati dalla dolorosa e immediata percezione che tutto sta cambiando nella nostra vita: nella nostra anima? Indelebile ed emblematica testimonianza ne sono le cose che ha scritto un grande malato: Friedrich Nietzsche.

Il dolore e il tempo interiore

L'esperienza del dolore non può essere stralciata dalla esperienza del tempo: dalle modificazioni che l'esperienza del tempo subisce quando il dolore scende in noi. Non sto parlando del tempo del mondo, del tempo dell'orologio, del tempo matematico, del tempo della clessidra, che scorre inesorabile e uniforme in ciascuno di noi al di là dei nostri stati d'animo, e al di là delle nostre speranze e delle nostre attese, delle nostre illusioni e delle nostre sofferenze. Il tempo, di cui si interessano la psichiatria, e la filosofia, è il tempo soggettivo, il tempo interiore, il tempo vissuto, il tempo dell'io: sono le diverse possibili denominazioni di quella che è l'esperienza personale, diversa in ciascuno di noi, di un tempo immanente alla vita. Un'ora, un'ora di tempo dell'orologio, la viviamo come rapidissima, e dotata di senso, di contenuti esistenziali, quando le cose, che si sono succedute in questa ora, ci abbiano interessato, o ancora di più appassionato, e stregato. In questa ora, futuro, presente e passato, le agostiniane dimensioni [2] del tempo, si intrecciano e sconfinano vertiginosamente le une nelle altre: senza alcuna discontinuità. (Le grandi intuizioni agostiniane sul tempo, le ragioni del cuore pascaliane, e i pensieri emozionali leopardiani, non sono se non aspetti di una corrente di pensiero contrassegnata dalla radicale ribellione alla egemonia della ragione astratta: della ragione calcolante.) Nel dolore il divenire del tempo, il suo fluire, scandito diversamente dai nostri stati d'animo, si arresta, e talora si frantuma: invischiato in un presente immobile e pietrificato.

Il dolore nella vita di Nietzsche

Il dolore, la vertigine di un dolore senza fine, il dolore dell'anima e il dolore del corpo uniti in un destino che ci affascina, e ci atterrisce, e che desta oggi ancora una scia oscura e lancinante di stupore, è una delle inesauribili parole tematiche della vita e della follia di Friedrich Nietzsche.

Le emozioni, che rinascono in ciascuno di noi quando pensiamo a questo enigmatico e terribile destino, sono quelle che Thomas Mann [106] ha delineato nelle pagine indimenticabili dedicate a Nietzsche: "È la tragica compassione per un'anima troppo oberata, gravata di troppi compiti, chiamata ma non propriamente nata al sapere, e che come Amleto, in questo dissidio si spezzò; anima fine, delicata, benevola, bisognosa di amore, aperta alla nobile amicizia, che non era fatta in alcun modo per la solitudine, e alla quale, invece, proprio questa fu imposta: la più profonda, la più gelida solitudine, la solitudine del criminale"; e ancora: "E, insieme con essa, una spiritualità pervasa all'origine di pietas profonda, orientata alla devozione, legata a pie tradizioni, che il destino trascinò poi come per i capelli in una selvaggia ed ebbra demenza profetica, nemica di ogni pietas, contraria alla propria natura nell'esaltazione della forza barbarica, dell'indurimento della coscienza, del male".

La inenarrabile misura del dolore, del dolore dell'anima, che si è intrecciato alla vita di Nietzsche, riemerge dai brani di una lettera [121] che nei primi giorni di gennaio 1880 – la follia anche se latente non si era ancora manifestata – egli ha inviato al medico curante, Otto Eiser, nella quale parlava del dolore che lo dilaniava, e lo dilanierà per sempre. "L'esistenza mi pesa spaventosamente: me ne sarei liberato da un pezzo se non fosse proprio questo stato di sofferenza e di rinuncia quasi totale quello che mi permette di fare le prove e gli esperimenti più istruttivi nella sfera spirituale e morale – la lietezza che mi dà questa sete di conoscenza mi solleva ad altezze tali che riesco a trionfare di ogni tormento e di ogni disperazione. Tutto sommato sono più felice di quanto lo sia mai stato in vita mia." Come è possibile che la felicità rinasca da questa condizione di sofferenza: da questo tormento e da questo dolore dell'anima? Le contraddizioni, le contraddizioni più radicali e inimmaginabili, sono presenti in ciascuno di noi, e ancora più crudelmente in chi, come Nietzsche, sia stato lacerato dalla malattia mortale, quella luetica, e dalla follia.

"Eppure! Sofferenza ininterrotta, ogni giorno, per ore e ore, una sensazione di intorpidimento molto simile al mal di mare mi rende difficile anche il parlare; a questo stato si alternano attacchi violenti (l'ultimo mi ha fatto vomitare per 3 giorni e 3 notti, agognavo di morire). Non essere in grado di leggere! Rarissimamente di scrivere! Nessun contatto umano! E non riuscire ad ascoltar alcuna musica! Solitudine e passeggiate, aria di montagna e dieta a base di latte e uova."

Del dolore, del dolore inestinguibile che è sulla soglia della follia, del dolore dell'anima, la psichiatria tende facilmente a dimenticarsi, e così il mondo della follia diviene ancora più sconosciuto, e ancora più lontano.

Il linguaggio di Nietzsche

Il linguaggio di Nietzsche è un linguaggio estremo e radicale: capace di dissolvere l'insieme di banalità, di inerzia, di oblio, di indifferenza, di noncuranza, di mistificazioni, di illusioni, che costituiscono non di rado i comuni modelli di vita in cui siamo immersi, e con cui ci incontriamo con gli altri, e con noi stessi. Le cose che egli ha scritto, non solo quelle sigillate dal dolore e dall'angoscia, ma anche quelle improvvisamente incrinate da messaggi di luce e di speranza, sono indispensabili ad ogni psichiatria e ad ogni filosofia che si confrontino con il mistero del vivere e del morire, del dialogo e del colloquio, del silenzio e della solitudine, del dolore e della nostalgia. Benché divorata dalla malattia mortale, dall'opera tragica di Nietzsche riemergono intuizioni folgoranti che sconvolgono oggi ancora gli scenari emozionali ed esistenziali della vita, e che consentono di smascherare la cascata infinita delle convenzioni e delle mistificazioni, così diffuse in ciascuno di noi, e di considerare insostenibili gli abituali e dominanti pregiudizi sulla mancanza di senso delle esperienze di dolore e di sofferenza, psicotiche e non psicotiche, e sulla loro inutilità ai fini della comprensione della vita. Non c'è conoscenza senza sofferenza, ci continua a dire Simone Weil [151], e l'opera di Nietzsche ne è una straordinaria testimonianza. Nella sofferenza, nel dolore dell'anima e del corpo, non è possibile non cogliere l'invito a guardare alla tristezza e all'angoscia, alla nostalgia e alla inquietudine, ai bagliori della follia, come a segni di una umanità ferita: alla ricerca di una speranza contro ogni speranza.

La donazione di senso del dolore

Il tema del dolore, e il tema dei modi con cui dal dolore sono condizionate le nostre relazioni con gli altri, sgorgano da una delle più celebri opere di Nietzsche [119]. La sua tesi è che le conoscenze teoriche, astratte, razionali, solo se accompagnate dalla conoscenza del dolore, ci consentano di capire i nostri modi di vivere e di morire, e quelli degli altri.

"Non siamo ranocchi pensanti, apparecchi per obiettivare e registrare, dai visceri congelati, – noi dobbiamo generare costantemente i nostri pensieri dal nostro dolore e maternamente provvederli di tutto quel che abbiamo in noi di sangue, cuore, fuoco, appetiti, passione, tormento, coscienza, destino, fatalità. Vivere – vuol dire per noi trasformare costantemente in luce e in fiamma tutto quel che siamo, nonché tutto quello che ci riguarda; non *possiamo* affatto agire diversamente." È il dolore insomma a generare i nostri pensieri, nutrendoli, e animandoli, di quelle che sono le vertiginose regioni delle nostre emozioni e delle nostre passioni; e queste sono le cose che ancora scrive Nietzsche: "E per quanto concerne la malattia: non saremmo quasi tentati di chiederci se di essa in generale possiamo fare a meno? Il grande dolore soltanto è l'estremo liberatore dello spirito, in quanto esso è il maestro del *grande sospetto*..."; e con immagini ancora più fiammeggianti: "Il grande dolore soltanto, quel lungo, lento dolore che vuole tempo, in cui, per così dire, veniamo bruciati come con legna verde, costringe noi filosofi a discendere nelle nostre ultime profondità e a sbarazzarci d'ogni fiducia, d'ogni bontà d'animo, d'ogni palliativo, d'ogni mansuetudine, d'ogni via di mezzo, di tutto ciò in cui forse una volta riponemmo la nostra umanità. Dubito che un tale dolore 'renda migliori'; eppure so che ci *scava in profondo*".

Ciascuno di noi dovrebbe scendere con temerario coraggio nelle profondità della nostra anima se vuole conoscere i segreti luoghi del dolore dal quale, quando stiamo male, veniamo bruciati come legna verde; e la radicalità del pensiero porta Nietzsche a dire, nella follia, cose che ci turbano, e ci sconvolgono, come quelle che la conoscenza del dolore non possa essere raggiunta se non quando ci liberiamo di ogni bontà, di ogni mistificazione, di ogni mansuetudine, di tutto ciò in cui abbiamo riposto la nostra umanità. Ma non sono queste cose ad oscurare la tesi che, quando il dolore scende nella nostra anima, la illumina nei suoi abissi e nelle sue contraddizioni, nelle sue lacerazioni e nelle sue metamorfosi.

(Il dolore fa parte della vita, e Emily Dickinson ne dà una arcana e straziante testimonianza in questa poesia [56]: "C'è un dolore – talmente assoluto – / che ti risucchia l'essere – / poi ricopre l'abisso d'un incanto – / così la memoria può passarci / intorno – attraverso – sopra – / come uno in preda a un deliquio – / va sicuro – mentre un suo occhio aperto – / lo farebbe crollare – osso per osso –".)

I grandi pensieri vengono dal cuore

Ma le parole di Nietzsche ci dicono anche che, se vogliamo fare dell'incontro con gli altri non una semplice occasionale conoscenza, ma un dialogo aperto alla speranza, è necessario che noi non si sia ranocchi pensanti, dai visceri congelati, e che non si sia sconfitti, e divorati, dal deserto dei significati. È necessario andare oltre il deserto, oltre le apparenze e le convenzioni, oltre le certezze impossibili e i silenzi del dolore, e avvicinarsi alle ragioni segrete del cuore: anche del cuore ferito e lacerato dalla follia. Nel dialogo, nel dialogo fra chi cura e chi è curato, la conoscenza, e la ricerca del senso, non sono il privilegio di chi cura, o di chi insegna, ma rinascono contestualmente da chi cura e da chi è curato; nella misteriosa interscambiabilità della comunicazione, e della donazione di senso che riscatta il deserto della parola e il deserto delle emozioni. Le parole di Nietzsche (queste [120]: "Bisogna essere capaci di ammirazioni impetuose e accogliere in cuore molte cose con amore: altrimenti non si è adatti a fare i filosofi. Occhi grigi e freddi non sanno il valore delle cose; spiriti grigi e freddi non sanno il peso delle cose") sono premessa alla comprensione di quelle che sono le categorie fenomenologiche del dialogo e della interpretazione: indispensabili nel cogliere il senso radicale e profondo delle cose che si svolgano nella nostra vita interiore e in quella di chi, stando male, non ha nemmeno più le parole che dicano la sua angoscia e il suo dolore. Certo, ogni dialogo si rivela nella sua radicalità solo se il linguaggio delle parole, e quello del silenzio, riescano a metterci in contatto con il luogo segreto del cuore; dal quale sgorgano le sorgenti della fiducia e della speranza, dell'attesa e dell'ascolto. Come ha ancora scritto Nietzsche, i grandi pensieri vengono dal cuore, e invece quelli che grandi non sono nascono dalla ragione. Solo dal cuore, dall'infinito arcipelago delle emozioni troppo spesso considerate subalterne agli astratti cieli della ragione calcolante, rinascono la voce della nostra anima, con il suo timbro udibile o inudibile, e il silenzio colmo di parole inespresse. Accogliere, e interpretare, il linguaggio del silenzio significa accogliere, e interpretare, il linguaggio dei volti che nascondono in sé cascate inesauribili di gioia e di dolore, di nostalgia e di disperazione: delle quali è necessario cercare di decifrare i significati oscuri, e talora desertificati dal senso. L'ermeneutica è una disciplina filosofica che si propone di riconoscere una dimensione di senso anche in esperienze, come sono quelle delle quali si occupa la psichiatria, solo apparentemente svuotate di ogni possibile senso.

Il mio discorso vorrebbe solo essere un invito a ciascuno di noi, psichiatra o non psichiatra, ad allontanarsi dai sortilegi mondani, e a rientrare ogni volta nella nostra interiorità; senza dimenticare le parole enigmatiche, e anzi insondabili, di Hugo von Hofmannsthal [86]: "La gran parte degli uomini non vivono nella vita, ma in una pura apparenza, in una sorta di algebra dove nulla è e tutto significa".

La depressione non è la malinconia

Da Nietzsche a Kierkegaard: da una follia, che si è accompagnata a fulgori e ad eclissi terrificanti, vorrei ora passare ad una follia dolorosa, certo, ma umbratile e creativa, intermittente e rapsodica, talora elegiaca; ad una follia che ci fa conoscere una altra sua immagine, una altra sua forma di vita: quella della depressione, così frequente, e sempre più frequente. Il termine di depressione si dovrebbe utilizzare nel momento in cui si fa una diagnosi di malattia: nel momento in cui i grovigli dell'anima siano calcolati, e registrati, nella loro dimensione psicopatologica e clinica. La malinconia, e la tristezza che ne è il nocciolo profondo, non sono malattie: sono stati d'animo che fanno parte della vita, e che si possono alternare alla depressione, o anche confluire in essa; benché, in psichiatria, vorrei ripeterlo ancora una volta, a questa connotazione di malinconia se ne aggiunga un'altra che la considera identica alla depressione. (Dal contesto del mio discorso non dovrebbe essere difficile capire, di volta in volta, a quale dei due significati di malinconia mi riferisca.)

Di una emblematica condizione umana, nella quale malinconia e depressione si sono alternate misteriosamente, sono testimonianza alcuni sfolgoranti testi di Kierkegaard; e di essi, che nulla hanno a che fare con i testi della follia di Nietzsche, anche se è comune ad essi la esperienza del dolore, vorrei ora dire qualcosa.

La malattia creatrice in Kierkegaard

I testi di Søren Kierkegaard sono uno dei contributi più sconvolgenti in ordine ai modi con cui una psichiatria, aperta alle sue interconnessioni letterarie e filosofiche, possa accrescere la sua conoscenza delle anime ferite. Sono testi che ci accompagnano in ogni momento della nostra vita: facendoci riflettere senza fine sul senso del vivere e del morire, sul tempo e sulla memoria, sulla memoria cronologica, sulla memoria geologica, e sulla memoria interiore, sulla memoria vissuta: quella dalla quale sono scaturite le meravigliose pagine proustiane. Ma vorrei ora richiamarmi a quello che Kierkegaard ha scritto della malinconia: della malinconia come leopardiana dimensione della vita e della malinconia come malattia; l'una e l'altra rivissute, e dolorosamente, nella interiorità della sua coscienza lacerata dalla speranza e dalla angoscia, dalla tristezza e dalla gioia disperata. La testimonianza umana, e clinica, che rinasce dai suoi testi sanguinanti, e nonostante tutto divorati da quella *espérance* che non può mai morire, è qualcosa di indimenticabile e di incomparabile; qualcosa che coglie le radici più profonde, e più arcane, della malinconia: della malinconia elegiaca, e leopardiana, e della malinconia che si fa depressione con le sue vertigini di dolore, e di disperazione. Non c'è psichiatria che possa conoscere cosa sia la malinconia, la malinconia-stato d'animo, e cosa sia la malinconia-malattia, la depressione, nel loro sgorgare dagli abissi dell'anima, senza riflettere su quello che ne ha scritto Kierkegaard.

La malinconia, come stato d'animo, come *Stimmung* (la intraducibile e magica parola tedesca), è splendidamente descritta da Kierkegaard in *Enten-Eller* [95]: "Oltre agli altri miei numerosi giri di conoscenza, ho ancora un intimo confidente: la mia melanconia. Nel mezzo della mia gioia, nel mezzo del mio lavoro essa mi fa cenno, mi prende con sé, benché fisicamente io rimanga inerte. La mia melanconia è l'amante più fedele che abbia conosciuto. E che c'è da meravigliarsi se a mia volta io l'amo?". Questa è la malinconia, la malinconia che si accompagna alla nostra vita in una misteriosa alleanza alla gioia, e che è premessa ad ogni immaginazione creatrice; ma c'è poi la malinconia che grida nel deserto, e nel silenzio dell'anima, e che è la malinconia clinica: la depressione.

Una ritirata lenta come un'annata di sventura

Della sua depressione, e non solo della sua malinconia, Kierkegaard nelle bellissime pagine del *Diario* [93] dice cose di una indicibile e straziata evidenza fenomenologica nella quale si riflettono, dilatati dalla genialità, i modi di essere di ogni altra depressione.

"Tutta l'esistenza mi angustia, dal più piccolo moscerino ai misteri dell'Incarnazione: tutto mi riesce inspiegabile, me stesso soprattutto; tutta la vita mi è una peste, me soprattutto. Vasto è il mio dolore, non conosce confini; nessuno lo conosce se non Dio nel cielo, ed Egli non vuole avere pietà di me"; e ancora: "Mai ti toccherà sentire quanto bisogna soffrire, quando si son sperperati la forza e il coraggio della propria giovinezza nel ribellarsi a Lui; si deve poi, affranti e disfatti, incominciare una ritirata a traverso paesi distrutti e province rovinate, circondati dovunque dall'orrore delle devastazioni, dalle città bruciate e dalle macerie fumanti di speranze deluse, da opulenza infranta e da grandezza abbattuta. Una ritirata lenta come un'annata di sventura, lunga come un'eternità, interrotta da questo uniforme ripetuto sospiro: 'Il tedio di queste giornate!'".

Questi scenari dell'orrore, e della devastazione interiore, rivissuti fino agli spasimi atroci del silenzio di Dio, testimoniano di una esperienza umana e clinica che oltrepassa infinitamente gli steccati della malinconia come stato d'animo, e diviene depressività radicale che trascina con sé parabole agoniche: metafore immerse nel ghiaccio rovente di una immaginazione, lacerata dal dolore, che si esprime in un linguaggio di infuocata e smagliante intensità.

Da un altro suo bellissimo testo [94] ci è possibile conoscere come la insorgenza della condizione depressiva, della infelicità che è in essa, sia annunciata da una condizione di smarrita e sconfinata felicità che la psichiatria clinica definisce, con una terminologia arida e spettrale, maniacale. Le sue parole straziate e abbaglianti: "La mia andatura era lieve, non come il volo degli uccelli che tagliano l'aria e abbandonano la terra, ma come l'ondeggiare del vento tra le messi, come il dolce tremolio del mare e il sognante navigare delle nuvole. Il mio essere era la trasparenza degli abissi marini, della tacita e remota felicità della notte, dell'eco solinga che parla nel silenzio del meriggio. Ogni sentimento trovava il suo appagamento e il suo riposo, con melodica risonanza, nella mia anima. Ogni pensiero mi si affacciava alla mente trasfigurato dalla luce solenne della felicità: l'idea più fugace e più strana, come il pensiero più ricco e profondo".

Questa metamorfosi dionisiaca del mondo e della esistenza si frantumava improvvisamente, e si rovesciava in una disperazione senza fine: "Come ho detto, all'una precisa toccai la cima più alta di questa felicità e già presentivo una felicità ancora più alta, quando cominciò a pizzicarmi un occhio, forse un ciglio, un peluzzo, un grano di polvere, non so, certo è che in quel medesimo istante precipitai di colpo negli abissi della disperazione e può capirmi chiunque sappia che cosa vuol dire essere stati a quell'altezza ed essersi posti come questione di principio il problema della contentezza assoluta e della sua raggiungibilità".

Come un fulmine che compaia zigzagando nella notte, e renda ancora più splendenti le cifre luminose delle stelle, così le parole kierkegaardiane rischiarano la enigmatica realtà di una felicità sconfinata che si trasforma improvvisamente in una lancinante tristezza: lasciando dietro di sé inimmaginabili tracce di dolore dell'anima.

La condizione depressiva in noi

Le forme di sofferenza psichica in Kierkegaard e in Nietzsche sono contrassegnate dal timbro inconfondibile della genialità che le plasma, e le rende straordinariamente significative; ma cosa accade nella vita psichica, e nelle sue forme di espressione emozionale, quando la malattia psichica, la depressione, la malinconia clinica, colpisce una comune esistenza come la nostra? Non si salva nulla di quello che è stata la nostra vita emozionale prima che la depressione, la malattia, ci allontani, e ci tolga, dai nostri compiti, dai nostri orizzonti di attese e di speranze, dai nostri slanci emozionali, dai nostri pensieri? Non ci sono, o non ci saranno, in noi se non il deserto emozionale e il vuoto spirituale quando finiamo nelle aree infuocate della depressione?

Sono molte le cose che sono venuto scrivendo sulla malinconia e sulla depressione, e nondimeno in questo discorso sui confini conoscitivi di una psichiatria fenomenologica e antropologica, che fa riemergere una *altra* immagine della follia, non potrei fare a meno di indicare come si vive, e come si soffre, come talora si muore, quando la depressione, questa straziata controfigura della malinconia leopardiana, scenda in noi: nella nostra anima. Se in qualche ora della nostra vita siamo stati sfiorati, o sommersi, dalla malinconia, non ci sarà molto difficile immedesimarci nelle ombre – le ombre accolgono dentro di sé come loro nocciolo segreto la luce – della depressione che è malattia dolorosa dell'anima, certo, e che resta nondimeno smarrita possibilità umana.

Anna

Una depressione, come quella di Anna, fa parte, ha sempre fatto parte, della immagine e della realtà della follia; ma le parole, con cui descrive le sue angosce e le sue indicibili sofferenze, ci diranno la complessità e la profondità delle riflessioni, anche se torturate e lacerate da un immenso dolore dell'anima, non del tutto lontano da quello di Nietzsche: benché in lui radicalmente diversa ne sia stata la malattia.

La condizione depressiva si è venuta manifestando in Anna, una paziente di trentacinque anni, da un giorno all'altro, come talora avviene, sulla soglia di un grande dolore dell'anima: un dolore non diverso da quello di Kierkegaard e di Nietzsche. "Non voglio guarire, sì voglio guarire, ma non guarisco. I bambini vengono a casa, e io non so più che cosa fare. Non bolle nemmeno più l'acqua. Tutta una confusione. È una disperazione, è un caos. Mi faccia morire. Faccio diventare matti tutti. Non mi faccia più soffrire, sia bravo. Vorrei fare una cosa, e poi riprende quella sofferenza. Mi faccia dormire, tanti giorni. C'è una forza che non mi lascia morire. Sarebbe troppo bello morire, e invece non mi è riservato nemmeno questo. Mi faccia morire. Mi liberi da questa pena. Si sta al mondo solo per soffrire. Questo cervello qui non vuole morire."

Ogni grande tristezza, non solo quella rilkiana o leopardiana, ma anche questa, straziata e malata, ci rende soli, sempre più soli, e ci confronta con il nostro destino: le nostre illusioni, e le nostre speranze, falciate e recise. "È una cosa tremenda la sofferenza che ho. Sono triste e piango sempre. Non guarisco più. Anche se mi tiene qui un anno non guarirò più. È la mia testa che non funziona più. Non mi viene voglia di niente. Vorrei lavorare ma non posso. Voglio morire, ho paura, ma piuttosto che stare così preferisco morire. Ho sempre avuto dispiaceri nella vita. Nessuno mi voleva bene, solo mio marito me ne voleva. Voglio andare a casa ma cosa se ne fa mio marito di una donna così. Non voglio mangiare, non va giù il mangiare, c'è quella barriera che lo tiene su. È il cervello che non funziona più. Non sono più capace di stare in piedi."

Non c'è depressione nella quale non si trasformi l'esperienza soggettiva del proprio corpo, del proprio corpo vivente, e insieme quella del proprio corpo fisico; ma non è frequente che questo accada, come in Anna, con una così radicale evidenza. "Non si può nemmeno morire. Sono solo carne e ossa: senza vita. Non sono più un essere umano. Non so, sono un mucchio, sono diventata una cosa senza senso, un nulla. E non posso camminare. Un nulla può camminare? In tutto il mondo sono sola io così. Non sono più un essere umano. La mia mente è andata via. Il mio corpo non è più né vivo né morto. Chi non ha cervello, come non l'abbiamo né io né i miei figli, non può capire nulla."

Il tema della morte e del morire fa parte di ogni condizione depressiva, ed è sorgente di grande disperazione che si accompagna al desiderio della morte, e in alcuni casi alla ricerca della morte: accogliendone la fascinazione, e la realizzazione. Ma di ogni condizione depressiva fa parte anche, vorrei ripeterlo, la modificata esperienza del tempo: come Anna coglie in sé, e descrive, con lacerante coscienza interiore: "Le ore non passano più, non c'è più né giorno né notte, il tempo è sempre eguale, non crescono più i miei bambini. Non vedo il futuro, non lo vedo, e nemmeno vedo il giorno dopo. Viene sempre il domani ma per me il domani non c'è. Il tempo non va avanti per me. Non ho più speranza. Spero sempre ma di speranza non ne ho più. Ho già sperato tanto".

Sono frammenti di una storia clinica di depressione che consente di cogliere, o almeno di intuire, cosa sia la depressione come malattia, quale grande dolore ci sia in essa, e come si differenzi dalla malinconia leopardiana. Ma, direi, se non si possono delineare sovrapposizioni tematiche fra la malattia depressiva di Kierkegaard e quella di Anna, nell'una e nell'altra si intravedono analogie in ordine alla incandescenza del dolore morale, del dolore dell'anima, e ai bagliori delle parole ferite, e lacerate, dalla malattia. (In Anna la malattia è stata, nel corso di alcuni mesi, arginata dalla contestuale articolazione di una farmacoterapia antidepressiva e di una psicoterapia ad essa alleata.)

Lo sguardo del serpente

Ci sono depressioni divorate da un dolore ancora più atroce che non quello di Anna; e sono le depressioni contrassegnate dalla presenza di una colpa profondamente radicata nella condizione umana normale, o patologica: come ci dice una sfolgorante immagine kierkegaardiana: "La colpa, per l'occhio dello spirito, ha la stessa forza di affascinare che ha lo sguardo del serpente".

Non è possibile riflettere sulle sconfinate aree tematiche della depressione senza la coscienza delle infinite stratificazioni etiche, filosofiche e teologiche, del problema e, anzi, del mistero della colpa; e nondimeno la psichiatria, almeno quella fenomenologica, si può inserire in questo discorso sulla scia di esperienze che la portano a lambire le ombre degli abissi. Il dolore, che nasce da una coscienza di colpa depressiva, è fra le esperienze più sconvolgenti alle quali, in psichiatria, si possa assistere, e non è possibile parlarne se non con timore e tremore; nella stupefatta considerazione dei modi di sentire e di vivere che si nascondono vertiginosi in noi, e che la follia fa riemergere improvvisamente. (Sono le depressioni più resistenti, e più ribelli alle cure farmacologiche.)

L'immagine depressiva della colpa

La psichiatria clinica non ha mai data molta importanza alle esperienze di colpa che non mancano di manifestarsi sia nelle depressioni sia nelle schizofrenie; e alla colpa non si è assegnato se non il valore di un sintomo: astraendo dallo sfondo umano di una esperienza così complessa, e così emblematica della fragilità che si nasconde in ogni esistenza malata, o non malata. La svolta nel modo di interpretare la colpa, in psichiatria, è venuta da Kurt Schneider [139] che, richiamandosi al pensiero filosofico di Heidegger, l'ha considerata come espressione di una angoscia originaria: immanente alla condizione umana, e portata alla luce della coscienza dalla esperienza (psicotica) depressiva. (Come ha scritto un filosofo tedesco, Edmund Schlink, è anche possibile immaginare che la depressione, quando scenda in noi, ci confronti con la nostra originaria colpevolezza: ipotesi, o illusioni, ermeneutiche in linea nondimeno con alcune possibili interpretazioni.) L'esperienza della colpa non può non essere considerata (così) una possibilità umana, una categoria spirituale, che fa parte della vita e che, quando rinasca nel contesto di una condizione psicopatologica, modifica radicalmente la sua ragione d'essere tematica; senza perdere la sua connotazione relazionale. Ci sentiamo colpevoli ogni volta che la coscienza ci dica di avere violate norme morali, o di avere mancato in qualcosa dinanzi agli altri, o dinanzi a Dio; ma cosa hanno in comune la colpa che la psichiatria conosce così straziata e così lacerante, così estranea ad ogni possibile perdono, *e* la colpa che ciascuno di noi conosce nella vita di ogni giorno nelle sue oscillazioni, e nelle sue alternanze di dolore e di speranza?

Questo è l'orizzonte di senso delle mie riflessioni che intendono disarticolare la magmatica fenomenologia della colpa depressiva nelle sue categorie tematiche, e confrontarla con i suoi modi di essere nella nostra vita quotidiana.

Antonietta

La colpa morale, la coscienza patologica di avere sfregiato leggi, e norme morali, dilagava in Antonietta, una paziente di cinquantacinque anni, nella quale la condizione umana veniva lacerata da una coscienza di colpa di una sconvolgente intensità. Mi sembra ancora oggi di rivederla preda di una angoscia inaudita, e di risentirla gridare dal dolore e dalla disperazione; ostinatamente resistente ad ogni somministrazione farmacologica che solo lentamente riusciva a lenirne l'angoscia. Le sue parole: "Devo certo essere condannata, sono stata colpevole, ho offeso mio nipote. Questa è una prigione. Mi sono presa gioco della giustizia, e sono stata messa in carcere. La sala, nella quale sono adesso, è trasformata in ospedale ma questo è un inganno. Le persone, che sono vicine a me, sembrano malate ma non lo sono. Io sola sono colpevole di questo imbroglio. Non sono una malata". L'angoscia, che accompagnava questi sentimenti di colpa, distaccava la paziente da ogni forma dialogica di esistenza: "Le sono molto grata di quello che lei fa per me, e dell'attenzione con cui mi segue, ma è tutto perfettamente inutile: il carcere mi attende ormai". La omissione, che è il banale contenuto della colpa, è vissuta come espressione di una radicale violazione di una legge morale, e non ha importanza che l'azione, sentita come colpevole, non abbia alcuna consistenza oggettiva. La depressione si faceva portatrice di colpa inespiabile, e imperdonabile. Solo la attenuazione, e poi la risoluzione clinica, della malattia consentiva ad Antonietta di cogliere la insignificanza morale delle azioni commesse.

La tematica di colpa, di colpa morale e religiosa insieme, in altre forme di depressione psicotica si accompagna ad esperienze di angoscia e di disperazione ancora più incandescenti.

Queste sono alcune delle esperienze vissute da Maria che, a cinquantadue anni, è improvvisamente precipitata nel gorgo di una colpa morale e religiosa. "La verità è che c'è stata veramente la colpa. La colpa consumata. Rimane il frutto della colpa. Una verità dolorosissima. Mi mettano sotto i piedi. C'è realmente il frutto innocente della mia colpa. Divenire madre alla mia età, e in questo modo indegno. Non è un rimorso fittizio, è un rimorso reale. Ho questa colpa immensa che mi rode l'anima. La mia è una colpa che non può essere cancellata. Ogni colpa può essere cancellata ma questa no. Non perda tempo con le sue cure: a me non spettano se non il castigo e la prigione. Gli uomini né perdonano né dimenticano."

La condizione depressiva, nella misura in cui assume la dimensione di una colpa così lancinante, non può non inaridire ogni fede e ogni speranza. "Non prego più perché so di non venire più perdonata. Non ho più né fede né speranza. Non si può vivere senza speranza come non si può vivere senza pace; ma io la pace, e la speranza, le ho perdute per sempre." Quando la colpa, dilagando, esaurisce ogni progetto esistenziale, trascina con sé una desertica solitudine che frantuma ogni possibile scheggia di comunicazione, e rende la depressione ancora più autistica della schizofrenia. "Voglio assistere anch'io al processo che mi stanno facendo. Non ho detto la verità. Le mie sorelle non ci saranno forse più. Se c'è un rimorso è quello di avere calunniato. Non è nemmeno colpevole chi è stato calunniato da me. Lo sostengo nonostante che faccia la figura di avere aderito ad una verità che non è una verità. Ma io vado per difendermi in tribunale. Ho ingiustamente accusato."

Ogni possibilità di dialogo veniva meno, e Maria sembrava avvolta dalle fiamme di una angoscia mortale: come forse mai, in psichiatria, si constata se non nei roveti ardenti delle depressioni deliranti di colpa. (Sono esperienze non lontane dalle inaudite tematiche kafkiane. In una delle ultime pagine del suo romanzo più sconvolgente – *Il processo* – si dice che la logica della legge è incrollabile; e questo avviene inesorabilmente nella coscienza di ogni paziente che, come Maria, sia sommersa dall'angoscia della colpa.) Certo, cosa ogni volta stupefacente, quando la depressione, sia pure molto lentamente, si inaridisce, le ombre di un oblio risanatore cancellano dalla memoria, non di rado, le sanguinanti esperienze vissute che sono pronte a ripetersi ad ogni possibile ricaduta sintomatologica.

Silvana

Il tema della colpa si può incentrare nella depressione su di una colpa non morale, o religiosa, ma esistenziale. Le radici stesse della condizione umana sono rivissute come intessute di colpa, e solo di colpa. Quello che Romano Guardini ha scritto, nel suo bellissimo libro sulla malinconia [76], coglie fino in fondo le radici della colpa esistenziale: "La cosa può andare così avanti che la persona malinconica avverta come fonte di dolore ogni cosa e ogni avvenimento: di qualsiasi natura siano. L'esistenza stessa come tale si converte in dolore. La propria esistenza – e il fatto che qualcosa esista".

Non sono molte le depressioni nelle quali si riesca a intravedere la presenza di una esperienza di colpa come questa; ma, quando la si incontra, si resta affascinati e sconvolti dalle voragini metafisiche che si aprano ai nostri occhi. Così, nella depressione di colpa di Silvana, una paziente di trent'anni, il fatto stesso di essere al mondo le si manifestava come fonte di colpa. Non solo la sua propria esistenza, ma la esistenza degli altri, venivano rivissute come portatrici di colpa; e la paziente si diceva destinata ad espiare una colpa nella quale confluivano le colpe della intera umanità. Le parole di Romano Guardini, e la condizione umana di Silvana, si rispecchiano, in queste abbaglianti parole di Kierkegaard [93]: "sembra che la colpa di tutto il mondo si riunisca per rendere colpevole l'individuo oppure (ciò che vuol dire lo stesso) ch'egli, divenendo colpevole, si senta reo della colpa di tutto il mondo".

Dalle acque carsiche della depressività psicotica riemergono esperienze psicologiche e umane, come queste della colpa e del dolore dell'anima, che nella vita di ogni giorno sono nascoste nella profondità della nostra vita interiore.

Nei deserti luoghi della colpa

Dal libro [98] di uno psichiatra olandese, Piet Kuiper, che è stato direttore della Clinica psichiatrica della Università di Amsterdam, e che ha sofferto di una depressione, immersa nei deserti fiammeggianti della colpa, e durata quasi tre anni, con lunghe degenze in ospedale psichiatrico, vorrei stralciare alcune delle osservazioni che egli è venuto facendo nel corso della malattia.

Il silenzio di Dio, e le fiamme dell'inferno, hanno accompagnato l'infinito straziato cammino della sua condizione depressiva; e le cose che si leggono in questo libro sono di una desolazione, e di una lacerazione interiore, davvero sconvolgenti. Immensa e inespiabile è stata la colpa commessa, l'orrore dilaniava la sua esistenza, ed egli si sentiva prigioniero di un inferno nel quale temeva che, per sua colpa, scendessero anche le persone amate. La vita gli era divenuta insopportabile, anelava alla morte, ma dal suicidio lo teneva lontano il timore di una sofferenza ancora più straziante.

Ci sono diversi strati nell'inferno, e l'uccidersi significava discendere in uno strato ancora più profondo di quello in cui si trovava; e gli era ben presente il luogo nel quale Dante collocava i suicidi. Le risposte, che gli venivano date dai medici quando diceva di essere all'inferno, non scalfivano le sue deliranti certezze. "È Dio che ha creato questa situazione. Non mi sfiora nemmeno l'osservazione che la mia sarebbe una vita normale se non fossi gravemente malato. Non ha senso che mi dicano di fidarmi delle mie percezioni. Vedo bene ciascuno di voi, ne sono sicuro, vedo bene chi siete, ma voi non esistete. Ma forse nulla esiste, e quello che vedo sono le mie allucinazioni. Questa è solitudine assoluta. Nulla esiste, e le cose, che vedo intorno a me, sono io ad immaginarle. Anche i cani, che ho tanto amato, non esistono più. Le forme, che mi vedo dinanzi, sono demoni. Non sentite lo strepito assordante che sono capaci di fare quando vogliamo andare nel parco? Come è possibile pensare che questo non sia vero, e sia solo la conseguenza delle mie allucinazioni?"

Sono parole che testimoniano degli abissi di angoscia e di disperazione, di immenso dolore, nei quali si vive in una condizione di colpa sfigurata, e deformata, da una depressione, da una depressione psicotica, che giunga fino alla sconvolgente esperienza di una cancellazione, di un annullamento, della propria esistenza, e di quella del mondo.

Altre dolorose esperienze hanno accompagnato la straziante depressione dello psichiatra olandese. "Sono precipitato in un abisso senza fondo, e nemmeno Dio mi può aiutare: non può cancellare quello che è avvenuto. La lingua aderisce al mio palato così come viene detto nei Salmi. La mia gola brucia come fuoco. Mani e piedi ardono. Non mi era mai stato spiegato che, in una psicosi, non solo si provano emozioni diverse da quelle solite ma si impara anche a vedere come è la realtà, e a percepire quello che è vero." Non viveva, ma non poteva nemmeno morire, non essendo più in vita; e si identificava nelle inenarrabili parole del *Macbeth* shakespeariano [141]. Le parole di Macbeth: "Chi è che bussa? / Com'è che ogni rumore mi atterrisce? / Che mani sono queste? / Ah! Mi strappano gli occhi. / Basterà tutto il grande oceano di Nettuno / a lavare questo sangue dalla mia mano? / No, questa mia mano piuttosto / imporporerà mari innumerevoli / facendo del verde un solo rosso". Le parole di Lady Macbeth: "Qui c'è ancora odore di sangue: tutti i profumi d'Arabia non lo toglieranno da questa mia piccola mano".

La colpa, allora, in alcune forme di depressione si fa esperienza di indicibile radicalità, e ci fa guardare negli abissi incalcolabili dell'esistenza, aiutandoci a coglierne aspetti profondi e nascosti, e inducendoci nondimeno a riconoscere, anche qui, le tracce inobliabili dell'umano, e cioè della fragilità, e delle ferite dell'anima, che fanno parte della vita, e che devono essere rispettate, e curate.

La colpa come possibilità umana

Cosa ci dice in ordine alla significazione umana della colpa la sua presenza sfregiata e deformata nel contesto di una depressione psicotica? Come ha scritto Walter von Baeyer [5], una riflessione psicologica, psicoanalitica o sociologica, non può considerare la esperienza della colpa se non come sintomo, o come indice, di una condizione psicopatologica; mentre la riflessione fenomenologica ci fa dire che, anche nella spirale deformatrice della malattia, l'esperienza della colpa rimane un fenomeno radicalmente umano: la sua origine, e la sua forma, sono radicate nella coscienza morale della persona.

Considerazioni profonde e vertiginose sulla costituzione fenomenologica ed esistenziale della colpa sono quelle che Heidegger [79] ha svolto in *Sein und Zeit* (Essere e tempo), l'opera filosofica che gli ha dato la celebrità, e nella quale la colpa è riguardata come la struttura portante della esistenza: noi siamo del tutto originariamente, e sul fondamento del nostro essere, colpevoli.

La colpa può, allora, essere considerata come un'esperienza costitutiva della vita normale e della vita patologica? Lo è, ma non c'è responsabilità, non c'è violazione intenzionale di una legge morale, o religiosa, se non nel contesto di una radicale libertà che viene a mancare nella depressione. Ne consegue che in essa il sentirsi colpevoli dinanzi a qualcuno, o dinanzi a Dio, non ha se non una analogia solo formale con quello che avviene nella coscienza di ciascuno di noi.

(Sono cose ovvie, queste, che non varrebbe la pena di sottolineare se non perché è così facile nella vita di ogni giorno scambiare una colpa causata da una condizione depressiva, o da una condizione ossessiva, con una colpa liberamente e consapevolmente commessa. Non dimentichiamolo se non vogliamo accrescere nell'una e nell'altra condizione l'angoscia, e il dolore dell'anima, che sono in questi casi insostenibili.)

La tristezza come anima della malinconia

Cambiano gli scenari del mio discorso che intende ora riflettere non più sulla depressione, sulla depressione psicotica, sulla malinconia clinica, ma sulla malinconia che è stato d'animo: sulla tristezza che ne è il nocciolo interiore. Cosa significa essere lambiti, o sommersi, dalla tristezza? Significa vivere un senso lacerante e profondo di solitudine (le parole di Nietzsche [118]: "Luce io sono: ah, fossi notte! Ma questa è la mia solitudine, che io sia recinto di luce"). Tristezza e solitudine sono esperienze l'una strettamente intrecciata all'altra: l'una sovrapponibile all'altra. La tristezza è uno stato d'animo, un sentimento, una emozione, che fa parte della condizione umana, e che non è ovviamente possibile considerare come espressione di una patologia. Quando la tristezza, questa esperienza friabile e fragile, inafferrabile e indefinibile, scende in noi, sia pure in modi radicalmente diversi che non nella depressione psicotica, siamo chiusi nei confini del nostro io: della nostra soggettività. Non c'è testimonianza più alta e arcana di cosa sia la tristezza, la malinconia, come emozione creativa, di quella che ci è stata consegnata da Leopardi [100] [101]. La tristezza (dall'*Infinito* a *A Silvia*) è uno stato d'animo, una *Stimmung*, da cui sgorgano immensi orizzonti tematici che fanno della lirica leopardiana la mirabile espressione di una tristezza creatrice.

(Cose bellissime sulla tristezza sono state scritte da Hugo von Hofmannsthal in una sua lettera [86]: "La tristezza è un concetto nella lingua vera e propria, ma nel linguaggio della vita ci sono migliaia di tristezze: la tristezza che si prova nel non vedere altro che rocce, mare e cielo; la tristezza di quando, magari sentendo l'odore di fragole fresche, si pensa a certi giorni d'infanzia; la tristezza negli occhi stanchi di certe scimmie; la tristezza affatto diversa di quando il sole tramonta in un certo modo; e ancora così tante altre tristezze, no? Le parole non sono di questo mondo, sono un mondo a sé stante, un mondo del tutto indipendente, come il mondo dei suoni".)

Una poesia di Georg Trakl

Non leopardiane poesie sulla malinconia vorrei ora citare ma una poesia di Trakl: una delle poche radiose e serene che vive di una malinconia nostalgica e friabile, e non di una malinconia, così frequente in lui, che corroda, e divori, la nostra memoria e i nostri cuori. Nulla, qui, ha a che fare con la malinconia-malattia; e, per questo, vorrei indicarla come testimonianza di una tristezza, incrinata dal dolore, diversa da quella leopardiana, ma non così lontana da questa nella sua ispirazione e nelle sue espressioni tematiche.

Questa (*In un vecchio album di ricordi*) è la poesia [146]: "Sempre ritorni tu, malinconia, / Dolcezza dell'anima solitaria. / Ardendo si consuma un giorno d'oro. // Umile si piega al dolore il sofferente / Che d'armonia risuona e di morbida follia. / Guarda! Fa scuro ormai. // Torna ancora la notte e geme un mortale / E un altro divide la sua pena. // Rabbrividendo sotto stelle autunnali / Ogni anno di più si china il capo".

Una malinconia gentile e luminosa anima questi versi molto lontani da quelli delle sue poesie più celebri nelle quali la malinconia è immersa in una climax oscura e talora crudele, straziata e talora lampeggiante, e si accompagna all'anelito ad una morte desiderata e salvatrice; confondendosi nelle brume radenti e oscure di una angoscia interminabile.

Una esile scia di silenzio

Non avrei potuto non citare, nel contesto di questo discorso sulla malinconia leopardiana, la fragilità e la stanchezza di vivere, il dolore e il desiderio della morte, che hanno contrassegnate la vita e le poesie di Antonia Pozzi. Sono poesie [126] che le hanno consentito di esprimere gli indicibili turbamenti dell'anima che hanno attraversato la sua adolescenza, e la sua giovinezza. Sono poesie che ci immergono negli abissi dei suoi insanabili conflitti interiori, e ci avvicinano agli enigmi straziati di una malinconia che non è stata una malinconia-malattia ma una malinconia-stato d'animo. Sono poesie nelle quali si sono riversate le sue angosce e le sue nostalgie, le sue inquietudini e le sue speranze, le sue illusioni e le sue delusioni, i suoi entusiasmi e le sue ferite sanguinanti dell'anima; nell'attesa che qualcuno ascoltasse questi slanci del cuore, e non c'è stato nessuno. Sono poesie che, come i diari e come le lettere, ci dicono come la malinconia leopardiana, la malinconia che è stato d'animo, non abbia nulla a che fare con la depressione, con la depressione psicotica, che ha oscurata (in particolare) la vita di Anna; benché all'una e all'altra non siano state estranee l'esperienza del dolore e la nostalgia della morte.

Fra le trasognate poesie di Antonia Pozzi vorrei ricordarne una (*Novembre*), scritta a diciotto anni, nella quale la malinconia, la disperata fatica di vivere, e la stremata nostalgia della morte, testimoniano di una fragilità umbratile e impalpabile, e nondimeno anelante ad una scia di silenzio che la redima.

La poesia è questa: "E poi – se accadrà ch'io me ne vada – / resterà qualchecosa / di me / nel mio mondo – / resterà un'esile scia di silenzio / in mezzo alle voci – / un tenue fiato di bianco / in cuore all'azzurro – // Ed una sera di novembre / una bambina gracile / all'angolo d'una strada / venderà tanti crisantemi / e ci saranno le stelle / gelide verdi remote – Qualcuno piangerà / chissà dove – chissà dove – / Qualcuno cercherà i crisantemi / per me / nel mondo / quando accadrà che senza ritorno / io me ne debba andare".

Immagini luminose risplendono in questa poesia divorata da una umbratile (azzurra) tenerezza, e in essa il pensiero, e anzi il presentimento, della morte è la parola tematica. La morte, a lungo custodita nel cuore di Antonia Pozzi, si è rispecchiata in questa, e in altre poesie: specchi di un'anima che bruciava nel fuoco ardente delle sue emozioni e delle sue passioni. Il tema della morte si riflette ancora più dolorosamente in una poesia (*Capodanno*), scritta l'anno prima della morte, nella quale le parole, sgargianti e singhiozzanti, testimoniano di una angoscia senza fine: "Quando dal mio buio traboccherai / di schianto / in una cascata / di sangue – / navigherò con una rossa vela / per orridi silenzi / ai cratèri / della luce promessa"; e nella sua ultima poesia (non ha titolo) nella quale le parole non hanno più la loro abituale scansione lirica, e trasognata, sgorgando da un'anima perduta ad ogni speranza. C'è solo l'attesa della morte: questo consumarsi, e questo spegnersi, tramortita dal sole, come un cero: "Abbandonati in braccio al buio / monti / m'insegnate l'attesa: / all'alba – chiese / diverranno i miei boschi. / Arderò come cero sui fiori d'autunno / tramortita dal sole".

Di Antonia Pozzi, delle sue poesie, ha scritto cose bellissime [51] Stefano Crespi: come queste: "C'è nella poesia della Pozzi questa sorta di fragilità, come volto umano, come corruttibile evento, come bellezza esistenziale rispetto alla cifra di una bellezza essenziale"; e ancora: "Un segnale di un'oltranza sottile lo possiamo trovare nel bianco che è il colore grammaticale di queste liriche: l'anima bianca della notte, la luce, la luna, il bianco d'inverno. Resiste certo la vibrazione psicologica, la dolce carità delle apparenze. Ma quel bianco è il punto di negazione della realtà, della chiarità cosciente, della radicale penombra, della scia di silenzio". Il linguaggio critico si fa, qui, linguaggio poetico, e in questo modo ci fa sentire i bagliori sfatti e iridescenti delle poesie di Antonia Pozzi.

Il mistero della morte volontaria è insondabile [32], e nondimeno riflettere su di essa, sulle sue possibili cause, ci aiuta a ripensare al destino di dolore che ci fa incontrare persone che amiamo, e dalle quali non siamo riamati, con imprevedibili risonanze esistenziali. Nella lettera, indirizzata al padre il giorno prima di avviarsi alla morte, Antonia Pozzi con parole temerarie e ofeliche, leggere e inimitabili, riconduceva la decisione di morire alla mancanza di un affetto fermo, costante e fedele: quello che desiderava dal suo professore di latino e greco, Antonio Maria Cervi, certo, e poi quello che si illudeva di avere trovato in Dino Formaggio. Nella lettera [127] che Antonia Pozzi gli indirizzava il giorno del suicidio, il 2 dicembre 1938, si coglie il grido di una giovinezza definitivamente lacerata, a ventisei anni, da un destino di solitudine, e di speranze infrante: "Dino caro sono venuta a morire in un luogo che mi ricorda la nostra gioia di un'ora: Giugno, mezzogiorno, Abbazia di Chiaravalle e papaveri in fiore. Chiudo gli occhi con quell'immagine stretta al cuore – Anche tu ricordami solo col volto di allora. Addio". Sono parole di indicibile dolore che fanno ripensare al mistero della solitudine e dell'amore impossibile, delle cose sognate e delle cose perdute, del vivere e del morire, del suicidio come speranza contro ogni speranza.

Nelle poesie, nei diari e nelle lettere di Antonia Pozzi la nostalgia e il pensiero della morte, della morte volontaria, si colgono nella loro stregata fascinazione, e vorrei chiedermi come sia stato possibile che uno stato d'animo di questa disperata malinconia, e di questa febbrile determinazione, sia sfuggito agli occhi e alla intuizione dei genitori, e dei filosofi e poeti amici che l'hanno conosciuta. Ogni esistenza è ricolma di silenzio e di mistero, di discrezione e di nascondimento, e la sua cifra segreta, luminosa e oscura, aperta alla speranza e trafitta dal dolore, e dalla insicurezza, la accompagna. Certo, la nostalgia della morte era in lei dalla età dell'adolescenza, nutrita della domanda temeraria sul senso del vivere e del morire, ma non si sarebbe trasformata, direi, in suicidio senza il naufragare di relazioni umane per lei essenziali. Radicata in una desertica solitudine, che le poesie non bastavano a riempire (non ne veniva nemmeno capita la bellezza da chi ne aveva letta qualcuna), Antonia Pozzi non è riuscita a sfuggire alle fiamme ardenti della malinconia, che non è malattia, fa parte della vita, e che non ha trovato sguardi, e occhi, capaci di riconoscerla, e di esserle di aiuto.

Così noi viviamo, e prendiamo sempre commiato, dalle cose (per noi) essenziali della vita, dalle speranze che erano in essa, e infine dalla vita.

Un desiderio di comunione

Così si conclude questa prima parte del mio lavoro che intendeva fare riemergere la radicale importanza della vita interiore, delle sue infinite metamorfosi e della esperienza del dolore, nel rifondare una diversa immagine della follia; allontanandola dalla sua abituale schematica reificazione. Certo, è possibile cogliere l'altra immagine della follia solo nella misura in cui cambi il modo di essere e di agire di chi cura, e nella misura in cui, come diceva Nietzsche, non si abbiano visceri congelati, e cuori inariditi dalla indifferenza, e dal deserto delle emozioni. Ma non è possibile cogliere, e nemmeno intravedere, questa diversa immagine della follia se non ci si incontra con gli altri da noi nel contesto culturale e ideale di una psichiatria aperta alla comprensione degli orizzonti di senso, e del desiderio di comunione, che sono in ogni forma di sofferenza psichica.

II. La malattia dell'anima è dispensatrice di immaginazione creatrice?

La prima elegia

E chi allora, se gridassi, mi sentirebbe, degli ordini
angelici? E anche supponendo che uno di loro
improvvisamente mi stringesse al cuore: morirei
della sua più forte essenza. Perché la bellezza non è altro
che l'inizio del tremendo, che appena riusciamo a sopportare,
e ci fa tanta meraviglia perché, tranquillo, disdegna
di distruggerci. Ogni angelo è tremendo.

Rainer Maria Rilke, *Elegie duinesi* [131]

1. Nei deliri fiammeggianti di Nelly Sachs e di Paul Celan

La immaginazione creatrice in poesia, e in arte, e la malattia, la malattia dell'anima, la follia, si possono correlare in diversi modi: l'una si accompagna all'altra senza reciproche influenze; la poesia si svolge, e si realizza, nonostante la presenza della malattia; la poesia è influenzata dalla malattia in senso creativo, o negativo. Ma ci possono essere alternanze, o intermittenze, nei modi in cui creazione poetica, o artistica, e malattia si incontrano.

Nel genio un granello drogato di follia

Non vorrei inoltrarmi in questo discorso sulle alleanze possibili fra malattia dell'anima e creazione poetica senza richiamarmi alle folgoranti e insondabili considerazioni di Nietzsche che si confronta con questo problema con la radicalità, e la strepitosa profondità, del suo pensiero.

Cosa dice in *Aurora* [117], scritta fra l'inverno 1879-1880 e la primavera del 1881? "Mentre oggi risulta ancora una volta immediatamente constatabile che invece di un granello di sale è dato al genio un granello drogato di follia, a tutti gli uomini di una volta era molto più vicino il pensiero che, ovunque esista follia, esiste anche un granello di genio e di saggezza – qualcosa di 'divino', come ci si andava bisbigliando all'orecchio. O piuttosto, come si andava esprimendo con discreta energia. 'Mercé la follia i più grandi beni sono venuti alla Grecia,' diceva Platone con tutta l'antica umanità."

Il discorso di Nietzsche sconfina poi in aree incrinate dalla vertigine dell'indicibile: "Facciamo ancora un passo avanti: a tutti quegli uomini superiori che erano irresistibilmente attratti ad infrangere il giogo di una qualche eticità e a dare nuove leggi non restò nient'altro, *se essi non erano realmente folli*, che diventare pazzi o farsi passare per tali; e ciò vale in verità per i novatori in tutti i campi, non soltanto per chi innovava nelle istituzioni religiose e politiche: perfino l'innovatore del metro poetico dovette accreditarsi per mezzo della follia".

Le fiamme divoranti della follia erano ancora lontane quando Nietzsche scriveva queste cose: lambite nondimeno dalla incandescenza di angosce che lasciavano presagire abissi. "Chi osa ascoltare quei sospiri degli uomini solitari e sconvolti? 'Ahimè, datemi dunque la follia, voi celesti! Follia, perché possa finalmente credere in me stesso! Datemi deliri e spasimi, luci e tenebre improvvise, terrorizzatemi con gelo ed arsura, quali nessun mortale ha ancora mai provato, con frastuoni e girovaganti fantasmi, lasciatemi urlare e guaire e strisciare come una bestia: purché possa trovar la fede in me stesso.' Il dubbio mi divora, io ho assassinato la legge, la legge mi tormenta come un cadavere tormenta un uomo vivo; se io non sono *più* che la legge, sono il più reietto di tutti gli uomini. Lo spirito nuovo che è in me, donde viene se non viene da voi? Dimostratemi che sono vostro; la follia soltanto me lo dimostra."

Sono considerazioni che lasciano intravedere, al di là del linguaggio fantasmagorico, le voragini di tenebra e di luce in cui Nietzsche viveva quando la follia stava nascendo: annunciandosi ancora indistinta all'orizzonte, e per ora sorgente, e dispensatrice, di genialità. Le enigmatiche e insondabili correlazioni fra malattia e creazione sgorgavano dalla coscienza, e dalla percezione, di qualcosa che straziava la sua anima: testimone, e contemporaneamente interprete, di inenarrabili apocalissi interiori.

Ancora Nietzsche e Thomas Mann

Nel chiedersi cosa ha fatto salire Nietzsche fra tormenti e dolori ad altezze così vertiginose, e lo ha condotto ad essere martire sulla croce del pensiero, così risponde Thomas Mann [106]: "Il suo destino; e il suo destino fu il suo genio. Questo genio ha però anche un altro nome: malattia, intendendo la parola non in quel senso vago e generico in cui facilmente si unisce al concetto di genio, ma in un senso così specifico e clinico che ci sentiamo nuovamente esposti al sospetto di filisteismo e al rimprovero di volere con ciò svalutare l'opera creativa di uno spirito che, come artista della parola, pensatore, psicologo, ha mutato radicalmente l'atmosfera della propria età".

Le riflessioni di Thomas Mann si fanno poi ancora più radicali e taglienti: dilatando i confini del discorso sulle correlazioni possibili fra malattia ed esperienza creativa. "Spesso è stato detto, e io lo ripeto, che malattia è un concetto formale: tutto dipende dall'elemento con cui si lega e di cui si riempie, tutto dipende da *chi* è il malato, se un mediocre sciocco qualsiasi, per il quale la malattia è priva di aspetti spirituali e culturali, oppure un Nietzsche, un Dostoevskij"; e vorrei citare ancora queste ultime considerazioni del grande scrittore tedesco: "La vita non è schizzinosa e si può ben dire che le è mille volte più cara la malattia creatrice, dispensatrice di genio, la malattia che prende con sé sul suo cavallo gli impedimenti e ardita balza di rupe in rupe, che non la salute, la quale si trascina a piedi comodamente. La vita non ha gusti difficili e non pensa minimamente di fare una qualche differenza morale fra malattia e salute".

La falce inesorabile del pensiero di Thomas Mann lacera le convenzioni, e le consuetudini conoscitive, che si stratificano nelle questioni con cui si confronta: facendone riemergere il nocciolo segreto e profondo; ma non si può dimenticare, benché egli non lo dica, che in Nietzsche, come in Hölderlin, la malattia, del resto radicalmente diversa nell'uno e nell'altro, sia stata straordinaria matrice di immaginazione creatrice ma solo fino a quando, estendendosi e aggravandosi, non l'abbia inaridita.

Le più affascinanti conquiste dell'anima, e della conoscenza, non sono possibili, questa in fondo la tesi di Thomas Mann, senza la presenza della malattia, della malattia creatrice; e questo è avvenuto in Nietzsche ma anche in Antonin Artaud, in Friedrich Hölderlin, in Vincent Van Gogh, in Robert Walser, o in Sylvia Plath, che nel corso della loro vita sono stati costantemente accompagnati dalle ombre dolorose della malattia: della follia. La malattia non è stata estranea, ma con larghe intermittenze, alla vita e alla creazione poetica di Nelly Sachs e di Paul Celan. L'una e l'altro, ebrei, perseguitati dalla inimmaginabile violenza nazionalsocialista, si sono scambiati lettere struggenti, e sono naufragati nel mare comune di crisi psicotiche, di un delirare insieme, che ne hanno influenzate in modi diversi le esperienze creative.

Il loro destino, la loro vita e la loro poesia, non si comprenderebbero fino in fondo se non si tenesse presente la storia della loro vita così strettamente intrecciata alle tragiche vicende dell'Olocausto.

La vita di Nelly Sachs

Non so se le poesie di Nelly Sachs, la grande poetessa tedesca, nata a Berlino nel 1891 e mancata a Stoccolma nel 1970, Premio Nobel nel 1966, siano ancora lette in Italia; benché siano state splendidamente tradotte in anni lontani da Ida Porena. Sono poesie bellissime, e alcune di esse sono state composte quando Nelly Sachs è stata, e per lunghi anni, degente in cliniche psichiatriche svedesi. Di famiglia ebraica, dalla Germania, dopo avere sperimentata la persecuzione nazionalsocialista, e la morte nei campi di sterminio dei familiari, Nelly Sachs è riuscita a fuggire in Svezia insieme alla madre, nel 1940, quando aveva già ricevuto l'ordine di presentarsi in un campo di lavoro. I primi anni di esilio, in particolare, sono stati anni di inaudite sofferenze materiali e morali; e sulla loro scia si sono manifestate esperienze psicopatologiche: una prima volta nel 1950 dopo la morte della madre, e poi nel 1959 con una evidente sintomatologia psicotica che ne ha determinata la degenza in ospedale psichiatrico fino al 1963, e ancora nel 1968 e nel 1969.

Le lettere a Paul Celan

Le lettere [44], che Nelly Sachs ha scambiato con Paul Celan, il celebre poeta rumeno che scriveva in tedesco, si sono estese dalla primavera del 1954 alla fine del 1969; e ci consentono di cogliere in lei le tracce di una malattia psichica sigillata da deliri, da allucinazioni, e da angosce lancinanti. Sono lettere che testimoniano della storia di un'anima ferita dalla solitudine, e dall'angoscia, e anelante all'aiuto di Paul Celan nel quale, a sua volta, rinascevano le ombre di una condizione psicotica. Sono lettere che fanno pensare al mistero insondabile del dolore, e della sofferenza psichica, in un incontro fra due debolezze: l'una e l'altra sfregiate dai fantasmi del passato, e dalla fatica di vivere del presente, e l'una alla ricerca dell'altra.

La lettera, che ci fa conoscere il divampare dei deliri in Nelly Sachs, è quella scritta il 25 luglio 1960: "Una lega di spiritisti nazisti mi perseguita in modo così orribilmente raffinato con il radiotelefono, sanno tutto, ovunque io metta piede. Hanno tentato con il gas nervino quando sono partita. Già da anni si sono introdotti segretamente in casa mia, ascoltano con dei microfoni attraverso le pareti, ora voglio dare a Eric [il figlio] una parte del risarcimento, l'altra andrà a Gudrun [una amica] nel testamento, per questo scrivo così di fretta". (Nel rispondere alla lettera il poeta rumeno, il 28 luglio 1960, scrive cose ambigue e inquietanti che ne lasciano intravedere la precarietà psichica: "Mia cara Nelly! *Stai meglio – lo so.* Lo so perché sento che il demone che ti funesta – che funesta anche me –, se n'è andato, s'è ritirato nell'inesistente, che è il suo posto: poiché io sento e so che non potrà mai ritornare, che si è dissolto in un mucchietto di niente. Così ora sei libera, una volta per tutte".) L'8 agosto, accentuandosi i disturbi psichici, Nelly Sachs viene ricoverata nel reparto psichiatrico di un ospedale di Stoccolma, e ai primi di settembre nell'ospedale psichiatrico di Beckomberga. (Ne viene dimessa a dicembre ma con ulteriori degenze fino al 1963.)

Fra le lettere del 1960 vorrei ricordare quella che Nelly Sachs, da Stoccolma, scrive a Celan il 16 agosto dicendogli di non essere ancora libera dalla rete di terrore da cui si sentiva sommersa; e quella con cui Celan, il 19 agosto, le rispondeva così: "Lo vedo, la rete è ancora lì, non si riesce a rimuoverla in quattro e quattr'otto... E tuttavia *bisogna* rimuoverla, essa *può* e *deve* essere rimossa, per amore di tutti coloro cui ti senti vicina, per amore di quella vicinanza, e della *tua vitale vicinanza*! Hai le tue mani, hai le mani delle tue poesie, hai le mani di Gudrun – prendi anche le nostre, te ne prego! Prendi tutto ciò che ancora è mano e che ti aiuta – e che dovrà rimanere mano e aiutarti grazie a te, grazie al tuo esserci ed essere con te ed essere con te libera, prendilo, te ne prego, e lascia che rimanga, grazie a questa porta aperta su te stessa, oggi e domani e a lungo ancora!". Ci sono poi parole di Celan ancora più struggenti: "c'è bisogno della tua presenza qui e tra gli uomini, c'è bisogno di te ancora a lungo, c'è chi cerca il tuo sguardo –: mandalo, quello sguardo, mandalo ancora all'aperto, consegnagli le tue parole vere, le tue parole liberatrici, affidati a lui, affida a noi, tuoi compagni di vita, della tua vita, questo sguardo, fai in modo che noi, già liberi, diventiamo i più liberi in assoluto, facci stare ritti, con te, nella luce!".

A novembre dello stesso anno da Nelly Sachs sono così descritte le sue condizioni psichiche: "Presto ormai giungerà il momento della dimissione dall'ospedale e mi trasferirò in una casa di cura per la convalescenza. Forse la notte è davvero passata e la sentinella annuncia ormai il mattino. Da otto giorni il dottore è contento, poiché finalmente riesco di nuovo a mangiare e i tormenti peggiori sono cessati. Così non ho più bisogno di sottopormi alla terapia con l'elettroshock". A dicembre una lettera ambigua e straziata ci porta a guardare negli abissi della inenarrabile sofferenza che si accompagna alla malattia psichica: "A te Paul, caro fratello, e a tutta la mia amata famiglia Celan – ho aspettato tanto vostre notizie – ma forse vi ho fatto del male – allora, nella mia disperazione, nel pieno di quel viaggio agli inferi. Avevo tanta paura per voi e vi ho mandato tutti quei telegrammi – ma ora mi hanno riportato fuori, alla luce. Ciò che ho avvertito con chiarezza in questo percorso catartico, è che a tutti coloro che erano implicati in questa triste storia e che mi avevano sottratto la fede in ogni cosa e in me stessa (davo ragione ai miei persecutori e mi consideravo la peggiore delle peccatrici) a tutti loro dovevo porgere la mano. Dove può mai portare questa lotta contro le razze e i popoli, mentre gli esseri umani, come persone, non si conoscono nemmeno tra loro"; e ancora con parole lacerate da una oscura inquietudine: "S'era verificato qualcosa di assolutamente spaventoso e io stessa non riesco a esprimere con le parole la realtà che stava dietro ciò che mi ha portato a un passo dalla catastrofe fisica e intellettuale".

Alla dimissione i medici le dicevano che, rientrando a casa, non avrebbe più rivissuto le angosce e le paure di prima ma così lei commentava la cosa: "Sì, ma il terrore non esce così facilmente dall'animo d'un uomo, nonostante l'elettroshock". Negli anni successivi al 1960, nonostante le ripetute degenze in luoghi di cura psichiatrici, Nelly Sachs non scriveva più lettere a Celan con la narrazione dei suoi disturbi ma gli inviava poesie immerse nella infinitudine del dolore e della disperazione.

Nel riverbero di mondi ignoti

Cosa dire di queste lettere? Non è la malattia ad essere dispensatrice di creazione poetica ma il dolore che ad essa si associa: questo, come si sa, è il pensiero inenarrabile di Leopardi e di Simone Weil. Il dolore, la sofferenza, è alla confluenza delle molte correnti, quelle della malattia, della follia, ma anche quelle della malinconia, della nostalgia, della fragilità, della esperienza mistica, che si fanno portatrici di creazione poetica, e artistica, in alcune sue forme di espressione. Le lettere di Nelly Sachs sono testimonianza delle latitudini sconfinate del dolore e della disperazione, e talora del terrore, che si intrecciano alla malattia dell'anima, e insieme sono testimonianza dei misteriosi sentieri della conoscenza interiore che da essa riemergono sfolgoranti e straziati. Riconoscere in una esperienza psicotica la presenza dei deliri e delle allucinazioni, dei fenomeni di estraneità dell'io e del mondo, che ne costituiscono la emblematica sintomatologia, non è difficile; ma è molto più difficile, e talora impossibile, riconoscere cosa si muova nella vita interiore, nella soggettività, nella foresta dei segni, di una esistenza psicotica; e nondimeno questa è la cosa più importante. Lo è non solo al fine di intravedere quanta angoscia e quanta disperazione, quanta nostalgia della morte e quanta fragile speranza, ci siano nei pensieri e nelle emozioni di chi sia immerso nei laghi oscuri della depressività, o della malattia delirante, della maniacalità, o della ossessività; ma è importante al fine di valutare quale attitudine interiore, quale cura, quali farmaci, siano necessari in questa, o in quella, condizione di sofferenza psichica. Le lettere di Nelly Sachs, in questo dialogo senza fine con Paul Celan, ci dicono qualcosa di questi inconoscibili segreti, e aiutano la psichiatria a meglio riconoscerli; affiancandosi, e integrandole, alle storie cliniche delle pazienti che saranno descritte nella terza parte di questo mio lavoro.

Le poesie

Nella sua vita e nelle sue bellissime poesie Nelly Sachs ha conosciuto, con la scomparsa di familiari e di amici, e con l'esilio in Svezia, il destino della ebraicità ferita, e oltraggiata, dal male e dalla violenza. Sono poesie sgorgate dal dolore, e poi dalla malattia, dell'anima: alcune sono state composte negli anni in cui è stata in ospedale psichiatrico. Le poesie più affascinanti fanno parte di una raccolta (*Nelle dimore della morte*) uscita, nel 1947, subito dopo la fine della guerra. Sono poesie che parlano dell'Olocausto, e rievocano con lacerante e visionaria pregnanza espressionistica gli anni terribili nei quali la sua fragilità e la sua vulnerabilità sono state dilaniate dalla angoscia: dalla angoscia della morte. Sono poesie che fanno meditare, anche la psichiatria, su tante cose: sulla grandezza della coscienza morale nell'ebraismo, sulla morte dei bambini piangenti, sulle conseguenze psichiche della inenarrabile violenza che ha sfregiata l'esistenza anche di quanti, come Nelly Sachs e Paul Celan, non sono andati a morire ad Auschwitz, o a Treblinka, ma dalla morte dei loro familiari sono stati segnati come da un ferro rovente, e per sempre, nella solitudine e nella disperazione, nella paura e nel desiderio della morte. Le tracce dell'immenso dolore, che nasce da una vita martoriata dalla sventura, dalla sventura che uccide l'anima, come dice Simone Weil, si riflettono incancellabili nelle poesie di Nelly Sachs. Sono poesie [44] [134], che ho letto in anni molto lontani, e non ho mai più dimenticato: nel loro rinascere da un'anima sensibile e gentile che dalla violenza inenarrabile e dalle ombre della sofferenza psichica è stata lacerata, e oscurata in ogni sua speranza.

Nelle dimore della morte

Una di queste poesie: "Oh, i camini / sulle ingegnose dimore della morte, / quando il corpo di Israele si disperse in fumo / per l'aria – / e lo accolse, spazzacamino, una stella / che divenne nera / o era forse un raggio di sole? // Oh, i camini! / Vie di libertà per la polvere di Job e Geremia – / chi vi ha inventato e, pietra su pietra, ha costruito / la via per i fuggiaschi di fumo? / Oh, le dimore della morte, / invitanti per la padrona di casa / altrimenti ospite – / Oh, dita / che posate la soglia / come un coltello tra la vita e la morte – // Oh, camini, / oh, dita, / e il corpo di Israele in fumo per l'aria!".

La morte, le dimore della morte, rinascono da queste parole che testimoniano di una grande angoscia, e di ferite dell'anima inguaribili e insanabili: sorgenti di un dolore senza fine che non si inaridiranno più se non nei cuori distratti dalla noncuranza e dall'oblio.

Una altra poesia: "Oh, notte dei bimbi piangenti! / Notte dei bimbi chiamati alla morte! / Il sonno non può più entrare. / Orribili guardiane / hanno sostituito le madri, / nei muscoli delle mani tendono la falsa morte, / la spargono sui muri e sulle travi, / tutto fermenta nei nidi dell'orrore. / Paura allatta i bimbi e non la madre. // Appena ieri la mamma chiamava il sonno / su loro, come una bianca luna, / in un braccio era la bambola – / con le guance lavate dai baci, / nell'altro una bestia di pezza / resa viva dall'amore – / Soffia ora il vento della morte, / solleva le camicie sui capelli / che nessuno più pettinerà".

Noi non abbiamo conosciuto il vento della morte, e nemmeno abbiamo conosciuto le notti dei bambini piangenti, che venivano allattati dalla paura, non dalle loro madri, e venivano avviati alla morte; e nondimeno le cose terribili, che queste poesie ci ricordano, ci fanno riflettere sugli immensi confini del male che ancora oggi, in altri modi, non finisce di sommergere il mondo in cui viviamo.

Sono splendide le immagini bibliche in questa poesia: "Ma chi vi tolse la sabbia dalle scarpe, / quando doveste alzarvi per morire? / La sabbia che Israele ha riportato, / la sabbia del suo esilio? / Sabbia rovente del Sinai, / mischiata a gole di usignoli, / mischiata ad ali di farfalla, / mischiata alla polvere inquieta dei serpenti, / mischiata a grani di salomonica sapienza, / mischiata all'amaro segreto dell'assenzio. // O dita, / che toglieste ai morti la sabbia dalle scarpe, / domani già sarete polvere / nelle scarpe di quelli che verranno!".

La "sabbia rovente del Sinai" è quella che ha accompagnato il ritorno degli ebrei dall'esilio, e indica la via che conduce a Dio: a questo allude l'immagine straziata degli ebrei che, ad Auschwitz, quando giungevano davanti alle dimore della morte, si dovevano togliere le scarpe consunte che si svuotavano di sabbia. Una *Stimmung* di arcana e dolorosa meditazione si irradia dalla poesia.

Ancora una poesia, la più enigmatica, di questa raccolta: "Noi nascituri – / già comincia l'anelito a plasmarci / le rive del sangue si allargano ad accoglierci / come rugiada caliamo nell'amore. / Le ombre del tempo posano ancora / come domande sul nostro segreto. // Voi che amate, / voi che anelate, / udite, voi, malati di commiato: / siamo noi che cominciamo a vivere nei vostri sguardi, / nelle vostre mani che vanno in cerca nella luce azzurra – / siamo noi, che odoriamo di domani. / Già ci aspira il vostro fiato, / ci trae giù nel vostro sonno / nei sogni, che sono il nostro regno / dove la buia nutrice, la notte, / ci fa crescere, / fino a che ci specchiamo nei vostri occhi / fino a che parliamo alle vostre orecchie. // Come farfalle / saremo catturati dagli sgherri del vostro desiderio – / venduti alla terra come voci di uccelli – / noi che odoriamo di domani, / noi luci venture per la vostra tristezza".

Le immagini sono bellissime ma, a volte, oscure e sulla soglia dell'incomprensibile. Noi, anche noi, siamo malati di commiato: quando il destino scende sulla nostra vita togliendoci la vicinanza di persone care, e immergendoci nei laghi oscuri della solitudine, ma anche quando si spengono in noi le stelle filanti di speranze e di illusioni, fragili e nomadi, che magari per un attimo rompevano il silenzio della notte. Così noi viviamo, e prendiamo sempre commiato: non sono forse queste le immemoriali parole rilkiane che nascono, e rinascono in noi, nei frangenti dolorosi della vita? Noi, anche noi, non viviamo se non immersi negli occhi – che sono in cerca della luce azzurra – di chi, chiedendo il nostro aiuto, ci aiuta a vivere o almeno a sopravvivere. Non siamo monadi dalle porte chiuse, nemmeno quando la malattia scende in noi, ma monadi dalle porte aperte: anche se lambite dalla tristezza. Queste le umbratili associazioni alle quali mi porta una poesia che ha tracce lampeggianti di una angoscia che non ci è forse mai del tutto estranea.

La poesia del silenzio

La poesia di Nelly Sachs, come scrive Ladislao Mittner [112], diviene poi sempre più poesia notturna del ricordo e del silenzio con frequenti risonanze rilkiane, riformulate nello spirito dell'ebraismo, e con più deboli riferimenti a quello che è avvenuto ad Auschwitz; e di questo è testimonianza la raccolta di poesie, del 1949, *Le stelle si oscurano*, dalle quali vorrei stralciarne una: incrinata dalla nostalgia e dalla angoscia della morte.

La poesia è questa: "Ci esercitiamo già alla morte di domani / quando ancora appassisce in noi l'antica morte – / Oh, angoscia insostenibile dell'uomo – // Oh, abitudine alla morte fin nei sogni / dove la morte si frantuma in nere schegge / e l'ossea luna rischia le rovine – // Oh, angoscia insostenibile dell'uomo – // Dove sono i dolci rabdomanti, / angeli di quiete, che toccano per noi / la segreta fonte che dalla stanchezza / stilla nella notte".

L'angoscia è insostenibile, l'angoscia della morte si frantuma in nere schegge, l'angoscia non trova angeli di quiete; e nondimeno è necessario esercitarsi alla morte di domani, e abituarsi ad essa: queste sono le parole tematiche della poesia.

La raccolta *Al di là della polvere* contiene invece poesie scritte immediatamente prima della degenza, iniziatasi nell'agosto 1960, nell'ospedale psichiatrico di Beckomberga; e di una di esse, *Il cigno,* Ladislao Mittner elogia la aerea eleganza che è espressione di una nuova impostazione stilistica, astratta e geometrica, e di una diversa testimonianza del martirio ebraico. La poesia è questa: "Nulla / sulle acque / e già sospesa a un battito di ciglia / la geometria di un cigno / radicata nell'acqua / s'inerpica / e si china nuovamente. / Inghiottendo polvere / e misurando con l'aria / l'universo –".

Sono poesie, ancora belle e struggenti, ma senza i bagliori della prima raccolta nella quale la memoria dell'Olocausto incendiava i ricordi che si snodavano lungo gli interminabili sentieri del dolore e della morte. La svolta dalla normalità alla follia è nondimeno imminente, o forse è già incominciata: le linee tematiche delle poesie stanno cambiando; benché non siano cambiate le sorgenti del dolore e della disperazione che non possono non fare parte della follia. Ma vorrei dire che la creazione poetica di Nelly Sachs non sarebbe stata quella che è stata se non si fosse abitualmente nutrita di fragilità e di gentilezza, di sensibilità e di nostalgia, di angoscia e di dolore, che la esperienza psicotica, questa epifania del dolore che è la follia, ha dilatato nei suoi orizzonti di senso.

Quando rinasce la malattia

Nell'agosto 1960 questa fragilità e questa sensibilità, questa gentilezza e questa indifesa nostalgia, questa angoscia, si sono accentuate confluendo in esperienze di sofferenza psichica che hanno condotto al ricovero in un reparto di psichiatria di un ospedale civile di Stoccolma, e dopo alcuni giorni in un ospedale psichiatrico. A partire da questo momento i modelli espressivi delle poesie si sono oscurati, e hanno smarrito almeno in parte l'alta e arcana climax lirica di quelle scritte prima della malattia; e i loro nuclei tematici si sono fatti estranei alle terribili esperienze dell'Olocausto, e sembrano rimandare al dolore della vita in ospedale psichiatrico.

Una delle poesie scritte dopo il 1960: "L'angelo pietrificato / grondante ancora memoria / di un precedente universo / senza tempo / errante tra le inferme / rinchiuso nella luce ambrata / visitato da una voce primigenia / anteriore al peccato / cantando di verità / nell'aurora – // E gli altri pettinano i capelli dall'infelicità / e piangono / quando i corvi fuori / dispiegano il loro nero a mezzanotte".

In una poesia del maggio 1961 le lacerazioni dell'anima si fanno ancora più evidenti, e si accompagnano ad esperienze di malinconia e di solitudine; sconfinando, direi, in slabbrate discontinuità tematiche immerse in immagini quasi trakliane.

"L'uomo è così solo / scruta verso oriente / dove Melanconia appare nel volto del mattino – // Rosso è l'oriente per il canto dei galli. // Oh, ascoltami – // Perdersi / nella smania del Leone / e nella sfera lucente dell'Equatore. // Oh, ascoltami – // Appassire coi teneri volti dei Cherubini / a sera // Oh, ascoltami – // Nell'azzurro settentrione / vegliando di notte / un bocciolo di morte sulle palpebre // avanti così verso la fonte."

Non è possibile non riconoscere come la esperienza psicotica abbia mutata, scarnificandola e oscurandola, la forma espressiva della poesia di Nelly Sachs; ma senza inaridirne del tutto la linfa vitale e creativa: così è stato, direi, in una poesia del 1963: "E io vedo i tuoi occhi / spalancati / ingresso alla notte / dove per l'ultima volta / il tuo tempo / un tempo pendente / colmò la tua pupilla stellata – // nessuno chiuse quella porta dell'anima / aperta divampò / nel rogo della pira –". L'anno dopo, non più in ospedale psichiatrico, le intermittenti stigmate di sfilacciamento tematico sembrano dilagare: "Spingersi fin dentro l'estremo / e non giocare a rimpiattino col dolore / posso cercare me stessa / solo se metto in bocca la sabbia / per poi gustare la resurrezione / perché voi avete disertato il mio cordoglio / vi siete allontanati dal mio amore / voi, miei amati –".

Nel corso della malattia si accendono talora, come labili stelle del mattino, brevi sfolgoranti poesie: una (*Epitaffio*) nella quale, come dice Ladislao Mittner, la parola ormai disincarnata raggiunge nell'umiltà quel silenzio perfetto che è la pace perfetta dell'anima; e una nella quale immaginazione e sofferenza psichica sembrano intrecciarsi, e sconfinare l'una nell'altra: "Nel martirio qualcuno ha ritrovato / l'entrata bianca // silenzio – silenzio – silenzio – / redento il linguaggio interiore / che vittoria – // Qui piantiamo umiltà –".

Nel 1969, tre anni dopo la consegna del premio Nobel, la riaccensione della malattia; e alla dimissione dalla clinica una lettera a Celan si accompagnava a questa poesia: "Fenditi o notte / le tue due ali illuminate / tremano per l'orrore / perché io mi appresto ad andare / e ti riporto la sera sanguinante". Sì, queste ultime immagini rievocano la cascata di angosce e di disperazioni che la malattia psichica, e le degenze in ambiente manicomiale, hanno trascinato con sé.

L'anima delle poesie

Le citazioni, che sono venuto facendo, mi sembrano indicare come la malattia abbia immersa la poesia di Nelly Sachs in formule linguistiche radicalmente diverse, oscure e talora singhiozzanti, da quelle delle poesie scritte prima della insorgenza della malattia; e nondimeno alla malattia risalgono talora poesie ancora molto belle anche se insondabili nelle loro parabole semantiche. Sono poesie nelle quali la disperazione e l'angoscia si costituiscono nella loro immediata e incandescente tensione emozionale; e nondimeno la malattia ne ha talora illuminato di fiamme struggenti la condizione espressiva. (Ovviamente, non sono possibili confronti con quello che è avvenuto nella evoluzione delle liriche di Hölderlin quando la malattia, la schizofrenia, la follia [72], è scesa in lui: elevandone il pensiero poetante ad altezze vertiginose, e poi inaridendolo in modelli espressivi schematici, e talora svuotati di senso.)

L'anima della poesia di Nelly Sachs si è nutrita di stremata inquietudine e di estenuata fragilità: dilatate, e ferite, nella sua vita da un dolore e da una solitudine che sono sconfinati nel gorgo della malattia: del delirio e della estraneità. Una poesia, quella di Nelly Sachs, che non morirà mai nel cuore di chi l'abbia saputa ascoltare nel suo attonito mistero, e che continuerà a testimoniare degli sconfinati orizzonti del dolore. Una poesia che non sarebbe potuta sgorgare se non dalla vulnerabilità e dalla gentilezza, dalla grazia ferita e dalla solitudine creatrice, dalla sensibilità e dal dolore dell'anima. Sono doti, queste, che si riflettono nelle sue poesie, e non solo in quelle scritte prima che si siano manifestati i sintomi della malattia sulla quale non possono non avere avuta una significativa e straziata importanza l'esilio e l'Olocausto del popolo ebraico.

La metafora della farfalla

Le mie riflessioni sulla poesia di Nelly Sachs, immersa in immagini e in metafore bellissime, come quella della farfalla ("Come farfalle / saremo catturati dagli sgherri del vostro desiderio"), si concludono citando le cose che su di lei sono state scritte da Hans Magnus Enzensberger [59], uno dei migliori poeti tedeschi contemporanei, e in particolare queste: "Nelly Sachs è l'ultima poetessa ebraica in lingua tedesca e non si può comprendere la sua opera senza riferirsi a questa origine regale. Nel suo rifugio di Stoccolma essa ha sperimentato il genocidio della 'soluzione finale' più profondamente di noi che abitavamo vicini ai Lager, e il suo libro è l'unica testimonianza poetica che mantiene la sua validità accanto al muto orrore dei rapporti e delle cronache documentarie".

Ma non potrei non citare ancora queste sue ultime parole sui contenuti estetici delle poesie di Nelly Sachs: "Scrittura, farfalla, metamorfosi, fuga: come questi elementi della sua poesia, così anche le parole del libro si ramificano e si dispiegano. Dovunque il lettore cominci, dall'immagine dei capelli e del fuoco, del cacciatore e del cacciato, dall'immagine del mare e delle ali, delle dita e delle scarpe: da ognuno di questi punti si apriranno 'le vene del linguaggio', e anche la più temeraria abbreviazione espressiva, il verso più ermeticamente concentrato, gli si faranno trasparenti, se saprà seguire la varietà di questo banco corallino di immagini".

Forse, Nelly Sachs si è lasciata guidare da una lingua angelica che le ha fatto rivivere il dolore, e il male, senza esserne travolta.

La storia della malattia in Paul Celan

Da Nelly Sachs, e dalle sue poesie, vorrei ora passare a Paul Celan, e alle poesie che egli ha scritto nella primavera del 1966, quando era ricoverato nella Clinica psichiatrica universitaria di Parigi; ma richiamandomi prima, e brevemente, alle sue *altre* poesie. Sono stati destini, quello di Nelly Sachs, e quello di Paul Celan, riuniti da una comune sofferenza psichica, che si è manifestata a non grande distanza di tempo nell'una e nell'altro, e che ha poi portato Celan ai deserti luoghi della morte volontaria.

Nel volume dei "Meridiani" [40] dedicato, nella splendida traduzione di Giuseppe Bevilacqua, alle poesie di Paul Celan non ci sono indicazioni in ordine ai suoi soggiorni in luoghi di cura psichiatrici. Cose, queste, che sono state fatte conoscere in Italia nel 2010 da Dario Borso al quale si devono la cura e la traduzione di trentacinque poesie scritte da Celan [33] quando era ricoverato in Clinica psichiatrica. Nella introduzione alla raccolta delle poesie sono descritte le esperienze psicopatologiche che hanno segnata la vita del poeta, e che vorrei ora riassumere. Nella notte del 23 novembre 1965 Celan tentava di uccidere la moglie Gisèle, e veniva ricoverato in un ospedale psichiatrico fino al 5 dicembre quando è stato trasferito in una clinica privata, e da questa nella Clinica psichiatrica universitaria di Parigi dove rimaneva dal 7 febbraio all'11 giugno 1966. Ma il 30 gennaio del 1967 la ricaduta: tentava il suicidio con un tagliacarte, doveva essere operato ad un polmone, e il 13 febbraio rientrava in Clinica dalla quale veniva dimesso il 17 ottobre. In un giorno di aprile del 1970 si gettava dal ponte Mirabeau nelle acque della Senna. La diagnosi formulata è stata quella di delirio sensitivo di riferimento: così chiamato, e descritto, da Ernst Kretschmer, che era stato direttore della Clinica psichiatrica della Università di Tubinga, in un libro uscito nel 1918, e ancora oggi attualissimo. La grande, e storica, importanza di questa diagnosi, che in realtà corrisponde a quella di una esperienza psicotica (delirante) di matrice schizofrenica, consiste nel fatto che nella sua genesi abbiano radicale importanza le esperienze umane di dolore e di solitudine, di perdita di persone amate e di crudeli nostalgie. Nel circolo tematico della malattia possono rientrare i disturbi psichici di Nelly Sachs.

La poesia dell'una e dell'altro non sarebbe stata quella che è stata senza le atroci sofferenze, e la solitudine dell'anima, che ad essa si sono accompagnate, e che sono sconfinate nella follia: nella follia come destino insondabile di vita: nella follia che è premessa alle metamorfosi tematiche ed espressive delle loro liriche.

Un grande requiem ideale

Non mi è possibile discendere negli abissi del pensiero poetante di Paul Celan, e coglierne alcune linee tematiche, se non ancorandomi alle riflessioni di Ladislao Mittner [112] che lo considera il più grande poeta riemerso dalla tragedia della seconda guerra mondiale. "I suoi genitori – e forse anche una donna da lui amata – perirono in un campo di concentramento; tutta la sua lirica è nel suo insieme un grandissimo requiem ideale sui dieci milioni di ebrei sterminati dai nazisti o, forse più esattamente, il canto di un ultimo testimone, che erra 'di soglia in soglia' vivendo soltanto dei suoi ricordi, traendo soltanto da essi nutrimento vitale, la speranza – sempre delusa – di trovare una nuova forma di esistenza in mezzo ad un mondo oramai segnato in eterno dalla morte."

Le poesie migliori di Celan sono considerate dal grande germanista italiano quelle che fanno parte di *Der Sand aus den Urnen* (La sabbia nelle urne) del 1949, e che sono state ripubblicate in *Mohn und Gedächtnis* (Oblio e memoria) del 1952. Sono poesie di una vertiginosa complessità, e ad esse Mittner si avvicina con un linguaggio lampeggiante di grandi intuizioni. Le sue parole: "La ricerca del tempo perduto conduce Celan al ritrovamento dello spazio perduto, in cui egli giunge ad identificarsi con i propri ricordi, con i propri morti. Spazio non religioso e non metafisico, ma magico-poetico, come quello di Trakl: i non più vivi ed i non veramente vivi vi s'incontrano e si confondono con spettri angelici che non morirono e non moriranno mai". Sono parole quasi sfatte e inafferrabili, sono parole poetiche, che si avvicinano mimeticamente alle parole celaniane.

La malinconia e la grazia

Il linguaggio critico di Mittner, di una smagliante intensità emozionale, crea analogie fra universi poetici apparentemente lontani, come sono quello celaniano e quello trakliano, e riuniti invece da segrete e incontaminate risonanze tematiche: "E veramente Celan, figlio, come Trakl, di quell'austriaca Europa centrorientale che è tedesca, ma anche slava ed ebraica, è in primo luogo ideale allievo, appunto, di Trakl. Ma l'arte trakliana delle studiatissime discontinuità e delle *durae iuncturae* è addolcita in Celan da una scrittura singolarmente nitida, precisa e lieve, da una scrittura a punta di diamante, che scalfisce senza quasi mai lacerare". Nelle poesie di Celan egli riconosce la presenza di una malinconia e di una grazia stremate. "L'assurdo di una trascendenza non creduta e pure valida è da lui reso 'facile', poiché alla disperata malinconia si unisce una non meno disperata grazia. In tale particolarissima grazia è forse il più profondo e segreto valore della lirica di Celan"; e sono parole che non si applicano solo alle poesie di *Oblio e memoria*.

La malinconia e la grazia sono splendide parole tematiche che colgono l'essenza della forma poetica e della vita di Celan: il segreto della sua grandezza e della sua fragilità, della sua creazione lirica e del suo naufragare sugli scogli del dolore, e della malattia dell'anima; della follia. La malinconia la riconosciamo facilmente quando la speranza declina, o muore, ma la grazia è una dimensione sfuggente ed effimera della vita, e nondimeno von Kleist ne ha intuita, e sfiorata, la natura quando ha scritto [96] che, quanto più la riflessione si fa debole e oscura, tanto più fulgida e imperiosa campeggia la grazia che è apertura all'infinito: un infinito sensibile al cuore, e non alla ragione calcolante.

Di soglia in soglia

Questo è il titolo (*Von Schwelle zu Schwelle*) del secondo volume di poesie di Celan che riprende, e arricchisce, tutta la tematica del primo; e di esse Mittner ha scritto cose sempre molto belle. I versi, con cui si inizia la prima poesia (*Fu detto*) della raccolta, sono questi: "Ho sentito dire che nell'acqua vi è una pietra di un cerchio; e sopra l'acqua una parola che dispone il cerchio intorno alla pietra". Il tema della pietra ritorna in un'altra poesia (*Assisi*) che ha un arcano andamento lirico: nella notte umbra risplende l'argento delle campane e delle foglie dell'ulivo, e anche ad Assisi non ci sono se non pietre; pietre dovunque si guardi. La morta è presente con in mano una brocca d'argilla, e lo splendore di san Francesco è quello della disperazione: "Splendore che non vuole consolare, splendore. I morti – essi chiedono ancor sempre elemosina, Francesco". Sono frammenti di una creazione poetica stregata di enigmi, anche quando ci dice che l'elemosina, di cui i vivi e i morti hanno bisogno, è una briciola di pane, è un granello di sabbia che splende negli occhi di tutti, è un uccello nato dalle lacrime. In una altra poesia le lacrime, divenute pietre sempre più profonde, rotolano giù per la china, rotolano verso una profondità nella quale si fanno sempre più simili, e sempre più estranee, fino a quando nell'occhio della morta si compie il miracolo: essa vede l'occhio del poeta e l'occhio della donna pietosa; quasi siano una cosa sola: "O, quest'occhio ebro che aleggia qui, spettrale, come noi stessi aleggiamo, e talora, stupito, ci fonde in uno sguardo solo". La malinconia e la grazia mi sembrano rinascere luminose anche da questi versi oscuri, e forse indecifrabili, lambiti dalle ali della morte lontana e vicina; ma sono versi alla cui comprensione non è possibile giungere se non con una radicale metanoia, e con la emblematica mediazione critica di Ladislao Mittner.

La fuga della morte

La grande *Todesfuge* (Fuga della morte) è uno dei più tremendi atti di accusa che mai siano stati scritti contro gli sterminatori degli ebrei, ed è nello stesso tempo una delle poesie più oscure di Celan. Il poeta si accosta con orrore e ripugnanza agli avvenimenti dell'Olocausto; e la sua sconcertante composizione poetica, nella forma musicale della fuga, riesprime la esasperata e allucinante atmosfera delle persecuzioni naziste. Le stesse immagini, e le stesse proposizioni, non distinte mai da virgole o da punti, si ripetono con ossessiva monotonia nel corso della poesia. Sono immagini strazianti: gli ebrei, che stanno morendo, bevono "latte nero" con la stessa disperata insaziabilità con cui le ombre dell'Averno bevono il sangue dei vivi. "Nero latte dell'alba, lo beviamo a sera, a mezzodì lo beviamo e poi la mattina e di notte. Scaviamo una fossa nell'aria; là almeno non staremo stretti." L'uomo, che vive in casa, gioca con le serpi, scrive una lettera d'amore nel momento in cui il buio oscura i capelli d'oro di Margarete, e poi chiama i mastini: facendo uscire dalle baracche gli ebrei, e ordinando loro di scavare una tomba e di suonare per la danza.

Nella seconda strofa risuona il nome di Sulamith, l'ebrea, i cui capelli sono destinati a ridursi in cenere nel forno crematorio; e dell'uomo, che vive in casa, e ha gli occhi azzurri, Celan dice cose orribili: "Egli grida: Più dolce suonate la Morte. La Morte è maestra che viene dalla Germania. Egli grida: Più cupi sfiorate i violini. Salirete allora nell'aria, come fumo vi salirete, avrete una tomba nelle nuvole; là almeno non sarete stretti". È una poesia che ci confronta con i confini irraggiungibili del male, e si chiude con una lacerante evocazione: non ci sono più i tuoi capelli d'oro, Margarete, e i tuoi capelli di cenere, Sulamith.

La rosa di nessuno

Nelle poesie di Celan, del 1963, che fanno parte di un volume dal titolo *Die Niemandsrose* (La rosa di nessuno), Ladislao Mittner constata un realismo tragico, incontrollato e imprevedibile. I ricordi più spaventosi del passato, le forche, il fumo dei forni crematori, i cadaveri dilacerati, risalgono con terrificante evidenza, non più velati da immagini ermetiche, dalla memoria ferita; e, ritornando alla tragedia degli ebrei, Celan si richiama esplicitamente alla più genuina tradizione chassidica: a quella tradizione che egli non accetta e che non riesce a cancellare. Nomina parole ebraiche senza rivelare al lettore il loro significato, quasi per dire che quelle parole, anche se suggestive, sono ormai per lui parole mute; e non c'è in esse se non il sillabare faticoso di un testo perduto.

Fra le poesie di questa raccolta vorrei citarne, nella traduzione di Bevilacqua, *una* lacerata dai brividi di una desertica oscurità, e anzi di una dolorosa follia che si annuncia ormai non lontana. La poesia ha questo titolo, *Tübingen, Jänner* (Tubinga, gennaio): "A cecità con- / vinti occhi. / Il loro – 'enigma / è un'origine pura' –, il loro / ricordo di / torri Hölderlin riflesse, tra / gabbiani sfreccianti. // Visite di marangoni affogati / con queste inabissanti / parole: // Venisse, / venisse un uomo, / venisse al mondo un uomo, oggi, con la barba di luce che fu / dei patriarchi: potrebbe, / se parlasse di questo / tempo solamente / bal- balbettare / conti-, conti-, / nuamente, mente. // ('Pallaksch. Pallaksch.')".

Nel richiamarsi a Hölderlin, il sommo poeta tedesco, che a Tubinga moriva immerso nelle ombre inquietanti di una follia che non aveva fine, Celan intendeva forse testimoniare del presagio di un comune straziato destino?

Le poesie del tempo della malattia

Le forme espressive della lirica di Celan sono state modificate dalle esperienze psicotiche delle quali ha sofferto; e questo si constata drasticamente in una poesia scritta il 21 novembre 1965 due giorni prima che egli aggredisse la moglie Gisèle. La poesia è questa: "I deliri: dì / che sono deliri, / di bocche e / scritti e segni assassini, / dilli inventati / da te. // Non dire: / la pioggia piove. / Dì: / piove. // Dì / Non dire / Dì / Non dire". Da una poesia, come questa, dalle articolazioni tematiche così frantumate, sgorga immediata la sensazione di una radicale dissociazione alla quale non può non essere attribuita la genesi della aggressione alla moglie. Ma cosa dire ora delle trentacinque poesie [43] che sono state scritte nella primavera del 1966 quando egli era ricoverato a Parigi nella Clinica psichiatrica universitaria? Sono poesie, il loro titolo è quello di *Oscurato*, alle quali non sono mai estranee tracce fiammeggianti di angoscia, e talora di orrore, che si associano a intermittenti sospensioni tematiche del discorso e che sono splendidamente tradotte da Dario Borso.

L'abisso si spalanca da sé

Non è possibile non intravedere i fantasmi laceranti dell'angoscia e dell'orrore in una poesia che è la prima di questa raccolta: "Attorno al viso tuo i fondali, / fondali azzurro e grigio, / un canto ch'è maturo – / tu bianco-e-impreciso. // L'abisso senza gradi / si spalanca da sé – Arriva il cala-e-cadi, / e solo infine vai. // I becchi di rapace / si strappan via da te – / rumori, voi, caucasici, nel Grande Tran Tran".

L'angoscia non è nella sua essenza se non la immersione in abissi che, oscuri e gorgonici, si spalancano improvvisamente nel cuore di una esistenza; trascinandola in una solitudine senza fine. (Le parole, parole di fuoco, con cui Marina Cvetaeva [53] descrive il dilagare in lei dell'angoscia che la trascinerà poi nel gorgo della morte volontaria: "Ho paura che la sventura (il destino) sia in me: io non amo, non so amare nulla veramente, fino in fondo, cioè *senza* fondo – a parte la mia anima, e cioè l'angoscia, che trabocca e si riversa per tutta la terra e oltre i suoi confini. In tutto – in ogni persona e sentimento – io sto stretta, come in ogni stanza: di una tana o di un castello. Io non riesco a vivere, e cioè a *durare*, non so vivere nei giorni, e ogni giorno vivo *fuori* di me. È una malattia inguaribile e si chiama – anima".)

L'angoscia scorre inarrestabile in una altra breve poesia: "Erosi / dall'inondante dolore, / amareggiati, // tra gli ossequi verbali / eretti, liberi. // Le vibrazioni che ancora / una volta in noi // si annunciano"; e anche in questa: "Senza indugi, / contro gli annebbiamenti, / il candelabro acceso si arroventa / giù, verso noi // Fuoco di molte braccia / cerca ora il suo ferro, ode / donde, per vicinanza di pelle umana, uno sfrigolare, // trova, / perde, // brutalmente / si legge, per minuti, / il duro, / lucido / comando".

Sono poesie, l'una e l'altra, prosciugate e scarnificate, e nondimeno di una tragica bellezza; anche se non è forse possibile confrontarle con quelle delle precedenti raccolte. Sono poesie nelle quali sembra adombrarsi una disperata rassegnazione al destino di dolore, e di anelito alla morte volontaria, che scendeva sulla sua vita.

Gli svolgimenti tematici tendono ad oscurarsi e a sfilacciarsi nel gorgo di associazioni frantumate in una poesia come questa: "Non spegnerti del tutto – come altri fecero / prima di te, prima di me, // la casa, dopo la pioggia di boccioli, / dopo / l'abbraccio, / si slarga sopra noi / mentre la pietra / attecchisce, / un candelabro, grande e solo, / s'immerge qui, / capisce, / al fendersi della vasca / tutta in porfido, come / pullula / di occulto, ineluttabilmente, // apprende / dove ora stanno gli occhi aperti, / mattina, mezzodì, di sera, a notte".

Non mi sembra diverso il singhiozzante andamento tematico di una altra poesia nella quale si incrina, forse, la ispirazione lirica: "Le distruzioni? – No, meno / di ciò, più / di ciò, // Sono le omissioni / coi colombacci / ciarlanti al margine, // Sguardo e udito, concresciuti, / scalano il pulpito / sopra la contea tagliata / in tante strisce, // Una lingua / genera se stessa, / con ogni / poesia sputata / dalle macchinette o le sue / distinguibili-indistinguibili / parti".

Sono poesie dotate di un fascino stregato che ci induce a leggerle con il cuore in gola, e che continua ad essere sorgente di stupore e di commozione.

Le ferite sanguinanti dell'anima

Le ferite sanguinanti, che la vita ha inferto a Nelly Sachs e a Paul Celan, si sono rispecchiate nella loro vita e nella loro creazione poetica, e hanno condotto ad una lacerante malattia dell'anima che ne ha dilatata la sofferenza, e ne ha influenzati i modelli espressivi e creativi. Sono universi umani e poetici molto diversi, quello di Nelly Sachs e quello di Celan, e nondimeno, benché non si siano trovati in campo di concentramento, la morte dei familiari, e l'angoscia della morte che è sorgente di dolore e di disperazione senza fine, ne hanno torturata la esistenza. Le loro lettere, le loro poesie, le loro condizioni di malattia e di solitudine, sono una testimonianza degli abissi in cui si vive, e si muore, quando le ombre del male scendano su di noi: su ciascuno di noi. Sono storie di vita, le loro, che ci fanno riflettere sulla morte, sul male, sulla violenza, sul dolore, sulla malattia, sulle fragilità calpestate, sulle comunità di cura e di destino, sulla follia come destino, e come esperienza creativa; e sono storie di vita delle quali, oggi, non può non occuparsi una psichiatria disposta a confrontarsi con i vasti confini dell'anima che sono il soggetto, e non l'oggetto, della sua ininterrotta ricerca di conoscenza e di cura. Così, seguendo il cammino esistenziale e poetico di Nelly Sachs e di Paul Celan, non mi sono sentito estraneo agli orizzonti di senso, e alla missione, ai quali il destino chiama, in psichiatria, ciascuno di noi. Il loro cammino ci fa comprendere quale importanza abbiano le esperienze vissute, alle quali andiamo incontro in vita, nel destare e nell'alimentare in noi le ragioni d'essere della sofferenza, e della follia che ha così diverse dimensioni cliniche ed esistenziali, e così diverse parabole semantiche e agoniche.

L'infinito del dolore

Nel contesto dell'indicibile dolore, in cui sono vissuti Celan e Nelly Sachs, vorrei ricordare le esperienze che Etty Hillesum, la giovane ebrea olandese, è venuta descrivendo nel diario [83], e nelle lettere [84] scritte nei mesi della sua vita trascorsi nel campo di concentramento di Westerbork; dal quale, con i genitori e con Mischa, il più giovane dei suoi due fratelli, veniva deportata ad Auschwitz.

In una lettera del 24 agosto 1943 Etty Hillesum scrive cose che dovremmo leggere, e rileggere senza fine, e non solo nei giorni che ricordano l'Olocausto. "Di pomeriggio avevo fatto ancora un giro nella mia baracca d'ospedale, passando da un letto all'altro. Quali letti saranno vuoti domani? Le liste dei deportati sono divulgate all'ultimissimo momento, ma certuni sanno in anticipo di dover partire. Una ragazzina mi chiama. È seduta nel suo letto, diritta come una candela e con gli occhi spalancati. È una ragazzina dai polsi sottili e dal faccino magro e diafano. È parzialmente paralizzata, aveva appena ricominciato a camminare tra due infermiere, passo dopo passo"; e poi un dialogo straziante fra Etty Hillesum, e la ragazzina: "'Hai sentito? Devo partire' sussurra. 'Come anche tu?' Ci guardiamo per un po' senza riuscire a parlare. Il suo viso è svanito, è solo occhi. Finalmente dice con una monotona vocina grigia: 'Che peccato, eh? Pensare che quanto hai imparato nella tua vita è stata fatica sprecata', e 'Però com'è difficile morire, eh?'. D'un tratto la rigidità innaturale del suo visino cede alle lacrime e al grido: 'Oh, dover partire dall'Olanda è la cosa peggiore', 'Oh, perché non siamo morti prima!'. Più tardi nella notte la rivedrò per l'ultima volta". Una cartolina postale, con la data del 7 settembre 1943, veniva alcuni giorni dopo ritrovata lungo una linea ferroviaria che si diramava da Westerbork; e in essa Etty Hillesum scriveva: "Sono seduta sul mio zaino nel mezzo di un affollato vagone merci. Papà, la mamma e Mischa sono alcuni vagoni più avanti. La partenza è giunta piuttosto inaspettata, malgrado tutto. Un ordine improvviso mandato appositamente per noi dall'Aia. Abbiamo lasciato il campo cantando, papà e mamma molto forti e calmi, e così Mischa. Viaggeremo per tre giorni". Il 30 novembre 1943 Etty Hillesum moriva ad Auschwitz: aveva ventinove anni.

Cose, come queste, di atroce e infinito dolore, si citano con immensa fatica, non possono non avere straziata la vita, e influenzata la poesia, di Nelly Sachs e di Paul Celan. Certo, il secolo scorso ci ha fatto conoscere la inaudita violenza con cui, in Germania, sono stati condannati a morire non solo milioni di ebrei, ma (anche) giovani, e non più giovani, tedeschi ribellatisi alla barbarie. Dal carcere berlinese di Tegel, e nel corso del 1943 e del 1945, Dietrich Bonhoeffer ha scritto splendide lettere ai genitori e alla fidanzata – sono raccolte in *Resistenza e resa* [23] – testimoniando delle sue meravigliose qualità umane e spirituali nemmeno scalfite dalla solitudine, dalla violenza, e dalla certezza della morte che, il 9 aprile 1945, a trentanove anni, gli veniva imposta con inesorabile determinazione. Splendide lettere di commiato [114] sono anche quelle che, dal carcere di Tegel, nei mesi della sua detenzione dal settembre 1944 al gennaio 1945, Helmuth James von Moltke ha scritto alla moglie Freya: testimoniando di analoghe meravigliose qualità umane e spirituali, e morendo, a trentasette anni, il 23 gennaio 1945. Sono lettere che, come quelle di Etty Hillesum, si leggono con grande stremata emozione, e con stupore nel cuore. Sono lettere che sono state il loro destino; e che, vorrei dire, si rispecchiano idealmente, isole perdute nella infinitudine del dolore che ha sommerso un popolo, quello ebraico, nelle poesie di Nelly Sachs e di Paul Celan.

Immagini

Rileggendo le poesie di Nelly Sachs, e quelle di Paul Celan, non potrei non ripensare alle vicende del genocidio ebraico che si rispecchiano in un libro esile e sconvolgente, *Il Ghetto di Varsavia*, nel quale sono riportate le fotografie scattate nel 1941 da un soldato tedesco, Joe J. Heydecker [82], e le sue riflessioni sulle condizioni di vita martoriata degli ebrei negli anni della occupazione tedesca della Polonia. ("I miei negativi erano al sicuro nel loro nascondiglio. Per quarant'anni hanno tacitamente conservato la spettrale quinta delle case ridotte in polvere, i volti e le figure delle persone che là vivono, camminano, parlano, si affrettano lungo vie sconvolte, si accoccolano in strada, supplicano e scrutano la nostra presenza con sguardo impenetrabile. Io pubblico queste foto con intento polemico. Esse conservano ancora oggi lo stesso significato del giorno lontano in cui furono scattate, cioè il mio timore che in futuro nessuno voglia più ammettere che tutto questo è veramente accaduto.") Sono immagini che nei loro sciami di inaudita violenza mi sembrano rivivere nelle poesie di Nelly Sachs e di Celan. Sono immagini di una realtà che ancora oggi lacera i nostri cuori, e che è stata alla radice delle loro esperienze poetiche e delle loro indicibili sofferenze psichiche, le une intrecciate alle altre.

Rileggendo le loro poesie non potrei nemmeno non ripensare ai due grandi film sull'Olocausto: quello di Steven Spielberg, *Schindler's List* (1993), e quello di Roman Polanski, *Il pianista* (2002), che ne fanno riemergere immagini straziate e indimenticabili alle quali non si può ogni volta non guardare con orrore, e con spavento, anche se vorremmo credere che le cose non siano state quelle che tragicamente sono state: generate dalle forze demoniache del male.

Nel film di Spielberg [142], girato in bianco e nero, ci sono momenti straordinari: la distruzione del ghetto di Varsavia, e molti episodi del campo di concentramento nel quale assistiamo a scene di inimmaginabile violenza da parte dei tedeschi, e di stremata gentilezza da parte degli ebrei: le fasce con la stella di David al braccio, e i volti trasfigurati dall'attesa dell'impossibile. C'è poi una bambina con un paltoncino rosso: il colore consente di riconoscerla; la vediamo salvarsi dalla strage del ghetto, e la troviamo poi senza vita su di un carro che sta passando; ed è una immagine che i nostri occhi stupefatti e smarriti continueranno a vedere per sempre.

Nel film di Polanski [125] una nuova storia sul ghetto di Varsavia: un giovane pianista sta suonando musica di Chopin quando giunge la notizia della invasione tedesca della Polonia. Le cose precipitano inarrestabili: l'intera sua famiglia è avviata ad Auschwitz; egli solo sopravvive vedendo bambini morire di fame, adulti e anziani uccisi, o deportati. La sua è la storia di un uomo braccato in un mondo di inumana violenza, e perduto in una disperata solitudine, con la sola memoria della musica di Chopin a sostenerlo. Finisce la guerra, ed egli è ancora al pianoforte, come all'inizio, ma nulla sarà come prima: nemmeno Fryderyk Chopin.

Non avrei potuto chiudere questo capitolo sulla creazione poetica, e sulle sue correlazioni con l'esperienza della follia, in Nelly Sachs e in Celan, senza sottolineare ancora una volta la importanza che nella loro vita hanno avuto le terribili vicende dell'Olocausto. Cosa sarebbe stato di noi, vorrei chiedermi, se fossimo stati sottoposti alle forme di inaudita violenza che si sono abbattute su di loro? Non c'è se non una sola risposta: nemmeno noi, se dotati di gentilezza e di fragilità, saremmo riusciti a sottrarci alla angoscia, e alla esperienza della follia, che è una possibilità radicata nella condizione umana; e queste immagini fotografiche, e cinematografiche, abbiano a ricordarci le smisurate dimensioni dell'Olocausto, e le ragioni delle risonanze che esse hanno destato, dilaniandole, nelle anime di Nelly Sachs e di Paul Celan. Benché – ma altra età la sua, e altre forse le sue condizioni di vita a Westerbork – Etty Hillesum si sia confrontata con il destino di un vivere, che non era se non un morire senza fine, con una inaudita resistenza dell'anima. Il mistero della vita, e della morte.

2. L'inquietudine dell'anima in Virginia Woolf

Il mistero del vivere e del morire, della vita e della morte, dell'indicibile e dell'inesprimibile, della immaginazione creatrice e della morte volontaria, rinasce oscuro e indecifrabile nella vita di Virginia Woolf: di questa scrittrice dal volto luminoso e arcano, dallo sguardo perduto nelle lontananze di insondabili orizzonti, che dalla adolescenza è stata immersa nell'infinito della sensibilità e della grazia, della leggerezza e della inquietudine dell'anima che è stata la radicale parola tematica della sua vita e della sua opera.

In una splendente riflessione [24] di Dietrich Bonhoeffer sia pure espressa in un altro contesto, vorrei cogliere gli sconfinati orizzonti di senso della inquietudine: "Al posto di inquietudine possiamo anche dire sgomento, angoscia, nostalgia, amore. Nell'anima umana, finché l'uomo è tale, vi è qualcosa che lo rende inquieto, che lo rimanda all'infinito, all'eterno". Sì, tutto è connesso in vita e in morte: lo diceva Hölderlin che ha sofferto di una delle più insondabili forme di vita psicotica.

I confini del discorso

Quali sono gli strumenti che consentono di conoscere qualcosa delle alte maree dell'angoscia e della ricerca della morte, che hanno contrassegnata la vita di Virginia Woolf, e dalle quali infine, il 28 marzo 1941, quando aveva cinquantanove anni (era nata a Londra il 25 gennaio 1882), veniva trascinata nelle acque del fiume Ouse? Certo, i diari – anche se in italiano non conosciamo i diari completi ma la scelta che ne è stata fatta da Leonard Woolf –, i romanzi, i saggi, le lettere, e la biografia di Quentin

Bell; e allora vorrei andare alla ricerca delle cose che, nei testi, in alcuni testi, di Virginia Woolf testimoniano, o almeno mi sembrano testimoniare, della sofferenza, della sofferenza psichica, e della inquieta fascinazione del suicidio, che sono state in lei. Mi richiamo a questi testi, colti nella loro immediata pregnanza tematica, seguendo il metodo di ricerca e di studio dei testi letterari che ha seguito un grande maestro dell'ermeneutica, Romano Guardini, autore di libri sulla malinconia di una sconvolgente originalità.

La vita

Il diario ha pagine bellissime, benché non siano molte quelle dedicate alla descrizione della tristezza e della malinconia, della disperazione e della dissociazione, che hanno scandita la vita interiore di Virginia Woolf. Le cose, che il diario ne dice, non possono non essere integrate da quelle che, in ordine alla sua storia clinica, ci fanno conoscere le lettere e la biografia [10] di Quentin Bell, figlio di Vanessa Stephen, la sorella di Virginia.

La prima crisi si è avuta nel maggio 1904 quando Virginia, ventiduenne, ha incominciato a udire voci, e a nutrire dilaganti diffidenze nei confronti della sorella, e delle infermiere che a casa la assistevano, e venivano da lei considerate "esseri diabolici". In casa di una amica, Violet Dickinson, Virginia Woolf diceva di ascoltare uccelli che cantavano in greco, e di vedere re Edoardo VII nascosto fra le azalee; e tentava il suicidio defenestrandosi. Solo a settembre 1904 le sue condizioni psichiche miglioravano: consentendole di lasciare la casa dell'amica e di ritornare in famiglia.

(Della crisi, delle emozioni provate durante la malattia, Virginia parla [154] in una splendida lettera del 26 settembre 1904 a Violet Dickinson: "Oh Violet mia, se ci fosse un Dio lo ringrazierei per avermi fatta uscire sana e salva dalle sofferenze degli ultimi sei mesi! Tu non immagini quale gioia perfetta mi dia ora ogni minuto di vita; prego solo di vivere fino a 70 anni. Credo che forse riemergerò meno egoista e presuntuosa di prima, e con una maggiore comprensione dei problemi altrui"; e ancora: "Il dolore – quello che provo adesso per la morte di papà, per esempio – è una cosa dolce, naturale, e rende la vita più degna di essere vissuta, anche se più triste. Non riuscirò mai a dirti quello che sei stata per me in questo periodo, tanto non ci crederesti, ma se l'affetto ha un valore, tu hai, ed avrai sempre, il mio. Ora che sto meglio, è curioso come le mie sensazioni fisiche siano più intense".)

Nei primi mesi del 1910, Virginia ha ventotto anni, riemergevano le esperienze deliranti, si sentiva ancora minacciata dalla infermiera, e dalla sorella, desiderava morire, e veniva ricoverata da giugno ad agosto in una clinica psichiatrica a Twickenham, in una specie di elegante manicomio, come lo definisce Quentin Bell. La dimissione era nondimeno possibile alla scomparsa dei disturbi.

Il matrimonio

Nell'agosto 1912 Virginia Stephen sposava Leonard Woolf; ma, dopo un anno di matrimonio, insorgevano sintomi non diversi da quelli prima descritti. Si rendeva necessario il ricovero, dal 25 luglio all'11 agosto 1913, in clinica psichiatrica. Dopo la dimissione non si spegneva la condizione psicopatologica che si accompagnava ad una disperata nostalgia di suicidio; e nei primi giorni di settembre Virginia Woolf incominciava a temere che la gente ridesse di lei, e a pensare che il suo corpo fosse qualcosa di mostruoso, e che le cose assumessero aspetti terrificanti e imprevedibili, e a volte di paurosa bellezza. L'8 settembre Virginia Woolf prendeva una grande quantità di veronal, e si salvava grazie all'immediato ricovero in ospedale. Solo nei primi mesi dell'anno dopo, il 1914, le condizioni psichiche di Virginia miglioravano; ma, nella primavera del 1915, ne avveniva la ricaduta contrassegnata da angoscia, da tentativi di suicidio, da fenomeni di dissociazione e di frantumazione del linguaggio, con la conseguente degenza in clinica psichiatrica. La vita di Virginia Woolf tornava ad essere quella normale solo negli ultimi mesi del 1915. La biografia di Quentin Bell non indica altre crisi psicotiche, e altre degenze ospedaliere, dopo quelle del 1915; benché nel diario degli ultimi anni di vita si colgano i segni di una lacerante sofferenza interiore.

Diario di una scrittrice

Vorrei ora riflettere su alcuni aspetti della vita di Virginia Woolf che si rivelano nel *Diario di una scrittrice* [159]: questo è il titolo con cui Leonard Woolf ha chiamato le pagine stralciate dai suoi diari. Benché drasticamente amputato, il diario ci dimostra splendide, anche se isolate, testimonianze dei suoi stati d'animo: della sua gioia e della sua tristezza, della sua angoscia e della sua inquietudine. Il diario si estende dal 1918 fino all'8 marzo 1941: Virginia Woolf moriva, annegandosi, il 28 marzo.

(Cose bellissime sul diario ha scritto Cristina Campo [38]: "Se mai poté sembrare esatta la similitudine della nostra esistenza con quella del ragno, unicamente sostenuto e insieme prigioniero del tessuto che ordisce, l'immagine ha tutto il tempo di cristallizzarsi in chi legga il *Diario* di Virginia Woolf. Dal primo all'ultimo giorno dei vent'anni che esso ricopre, non ci abbandona il senso di questa trama senza sosta riprodotta dalla creatura che vi corre sopra, attenta alla minima smagliatura, allo strappo più lieve: perché realmente la trama è seduta sopra un abisso, realmente un piede in fallo può significare la fine"; e ancora con scintillanti intuizioni: "È necessario premettere che di questo *Diario* lunghissimo Leonard Woolf ci offre solo le pagine che rischiarano – come una forte lampada assidua – il lavoro della scrittrice. Il resto della sua intima stanza resta nell'ombra e a noi non è dato coglierne che incerte e mutevoli prospettive. Ma da questo quadrato abbagliante – il manoscritto sul tavolo – il volto di Virginia Woolf è illuminato a sua volta, vivido a volte da toccare la crudezza; e in quei tratti intenti molto di quanto il *Diario* tace è naturalmente già iscritto". Sono parole che fanno immediatamente riemergere le dimensioni umanamente sconvolgenti, e mai cancellabili dalla memoria, delle confessioni, vorrei chiamarle così, di Virginia Woolf.)

Le linee tematiche del diario

Il 26 gennaio 1920, l'idea di un nuovo romanzo la rende felice, e si chiede se le sarà possibile imprigionare nel libro il cuore umano: "Sono abbastanza padrona dei miei dialoghi per imprigionarcelo dentro? Perché mi figuro che la via da seguire sarà del tutto diversa, questa volta: niente impalcature; a mala pena si vedrà un mattone; tutto crepuscolare, ma il cuore, la passione, l'umore, tutto dovrà ardere come un fuoco dentro la nebbia. Poi troverò spazio per tante cose: una gaiezza, un'incoerenza, un lieve, brioso seguire il passo del mio capriccio".

I lampi di una riarsa e lacerata condizione emozionale rinascono dal diario del 25 ottobre 1920: "Perché mai è così tragica la vita; così simile a una striscia di marciapiede che costeggia un abisso. Guardo giù; ho le vertigini; mi chiedo come farò ad arrivare alla fine. Ma perché mi sento così: ora che lo dico non lo sento più. Il fuoco arde; stiamo andando a sentire l'*Opera del mendicante*. Eppure è intorno a me; non riesco a chiudere gli occhi. È una sensazione d'impotenza; di non fare nessun effetto. Eccomi seduta qui a Richmond, e come una lanterna posta in mezzo a un campo la mia luce si leva nell'oscurità". Sono parole che ci immergono nel gorgo di una angoscia lancinante della quale cerca invano di conoscere le cause. "Voglio apparire una donna riuscita, anche ai miei stessi occhi. Eppure non riesco ad andare al fondo di questa faccenda. È il non aver bambini, vivere lontana dagli amici, non scrivere abbastanza bene, spendere troppo per il mangiare, invecchiare. Penso troppo ai come e ai perché, troppo a me stessa. Non mi va che il tempo svolazzi intorno battendo le ali."

Alcuni anni dopo, nel 1926, Virginia Woolf è con il marito nella casa di campagna di Rodmell, nel Sussex, quando le ombre del dolore dell'anima scendono in lei: segno di una sua indelebile fragilità. "Un vero e proprio esaurimento nervoso in miniatura. Siamo arrivati martedì. Sprofondata in una poltrona, riuscivo appena a rialzarmi; ogni cosa insipida: insapore, incolore. Enorme desiderio di riposo. Mercoledì: unico desiderio, starmene sola all'aria aperta"; e ancora: "È questo che c'è di emozionante e pauroso, in mezzo alla mia profonda tristezza, depressione, tedio, o quello che sia. Si vede una pinna passare in lontananza. Quale immagine posso raggiungere per trasmettere ciò che intendo?".

Un dolore come di parto

Il 17 agosto 1931 il diario ci confronta con esperienze che hanno a che fare con la sofferenza dell'anima e del corpo, e che sono espresse con una indicibile incandescenza emozionale. "Accadde dunque che gli zoccoli scalpitanti impazzirono nella mia testa la sera di giovedì scorso mentre ero seduta sul terrazzo con L. Come fa fresco dopo il caldo!, dissi. Guardavamo le colline ritrarsi in una delicata oscurità dopo aver bruciato tutto il giorno come smeraldo compatto"; e ancora con una improvvisa immersione nelle acque inquietanti dell'angoscia: "Allora il mio cuore balzò e si fermò, balzò ancora, e io sentii quello strano gusto amaro in fondo alla gola; e la pulsazione mi balzò nella testa battendo e battendo, più selvaggia, più rapida. Sto per svenire, dissi, e scivolai dalla seggiola, e giacqui sull'erba. Oh no, non ero priva di sensi. Ero cosciente, ma posseduta da questa pariglia ansimante nella mia testa: galoppava, martellava. Se continua, pensai, mi scoppierà qualcosa nel cervello. Lentamente si attutì". Si rialzava, sia pure con indicibile sforzo, e sommersa dalle ombre del panico raggiungeva la sua stanza: cadendo sul letto, e provando un dolore come di parto. Sono esperienze sigillate dall'angoscia e dalla inquietudine dell'anima che fanno parte di ogni vita incrinata dalla fragilità e dalla sensibilità, e che testimoniano in Virginia Woolf di vertiginose discese negli abissi della propria, e altrui, interiorità.

La solitudine

Nel novembre 1940, alla soglia della ultima decisione, le fiamme balenanti della solitudine: "Serata cupa, dal punto di vista spirituale: sola accanto al fuoco; e a mo' di conversazione mi rivolgo a questo quaderno troppo pingue". Ma, la domenica del 29 dicembre dello stesso anno, i segni estenuati di un gridare nel silenzio che non so se sia stato ascoltato: "Vi sono momenti in cui la vela si affloscia. Allora, poiché sono una grande dilettante nella parte della vita, decisa a succhiare la mia arancia, e poi via subito come una vespa se il boccio su cui mi poso appassisce, com'è accaduto ieri, me ne vado oltre i colli, verso le scogliere"; e infine: "Detesto l'asprezza della vecchiaia e la sento. Do ai nervi. Sono acida". Sono parole disperate, e la morte in esse si annuncia ormai vicina. Sono parole nelle quali si coglie la eco di altre esperienze femminili risucchiate nel gorgo di una morte volontaria: desiderata e temuta. Sono parole definitive, umbratili e sfibrate, solo apparentemente insondabili, come le ultime parole di Marina Cvetaeva e di Karoline von Günderode, di Sylvia Plath e di Antonia Pozzi.

L'anno dopo, l'anno della morte, ci sono nel diario pagine immerse in fantasmagorie cromatiche: ultime scintille di una vita bruciata dalla creazione, e dai sogni che si dissolvevano come bolle di sapone. Il 9 gennaio: "Vuoto. Tutto gelo. Sempre gelo. Bianco bruciante. Azzurro bruciante. Gli olmi rossi. Non intendevo descrivere, ancora una volta, le colline sotto la neve; però mi è venuto. E di nuovo non posso fare a meno di volgermi a guardare la collina di Asheham, rossa, purpurea, grigio tortora, con quella croce tanto melodrammatica sopra. Qual è la frase che sempre ricordo, o dimentico? Guarda per l'ultima volta tutto ciò che è bello". E poi nel ricordo di due persone, che stavano morendo, e di Leonard che teneva conferenze, e si occupava della casa, Virginia Woolf si chiedeva: "Sono queste le cose che importano? Che richiamano, che dicono: Fermati, è così bello? Ebbene, alla mia età tutto è bello. Quando, intendo, non sembra che rimanga ancora molto. E dall'altro lato del colle non vi sarà neve, rosa azzurra rossa".

Come non essere colti da un grande smarrimento dinanzi a parole così recise e così determinate: così radicate nel deserto ardente di una condizione esistenziale che è alla vana ricerca di un senso, da sempre galleggiante in lei, e dagli altri mai compresa nelle sue ultime radici?

Le pagine bruciate a fuoco bianco

La ultima annotazione del diario è quella dell'8 marzo, il suicidio avveniva il 28 marzo, e da essa rinasce una straziata rassegnazione alla perdita di senso della vita: "No: non mi propongo nessuna introspezione. Noto la frase di Henry James: osserva senza tregua. Osserva l'avvicinarsi della vecchiaia. Osserva la voracità. Osserva il tuo stesso avvilimento. Con questo mezzo diventa utile. O così spero. Insisto per impiegare questo tempo traendone il massimo vantaggio. Voglio affondare con la bandiera spiegata. Questo, lo vedo, è sull'orlo dell'introspezione; ma non vi cade ancora".

(In ordine alle ultime pagine del diario ancora le cose che ha scritto [38] Cristina Campo: "Tutto deve arrestarsi per noi a quell'immobile e disperata posizione che sono le ultime pagine del *Diario*: bruciate a fuoco bianco fra la neve e le esplosioni, veramente simili a un disegno gettato alle fiamme, che si dispieghi e si illumini tutto un attimo prima di crollare in cenere. Esatta la fine arresta quell'attimo, nella maschera d'oro della contemplazione".)

Il diario si conclude così con queste parole macerate dal dolore nelle quali il volere affondare con la bandiera spiegata non è se non la testimonianza di un'anima agonizzante. Il diario, certo, benché non parli dei problemi psicopatologici che si sono manifestati negli anni precedenti, ci mette in contatto palpitante con la vita interiore di Virginia Woolf: con le sue angosce e con le sue speranze ferite, con la sua malinconia e con la sua solitudine, con la sua nostalgia della morte, e al di là di questo con gli sconfinati paesaggi della sua anima e della sua immaginazione creatrice.

La follia di Septimus

Quale è stata la malattia, che ha accompagnato la vita di Virginia Woolf, e l'ha condotta alla scelta della morte volontaria? Quale la influenza che la malattia, la sofferenza psichica, ha svolto sulla sua immaginazione, e sulla sua creazione letteraria? Ma, prima di riflettere su questi temi, vorrei dire qualcosa su uno [158] dei suoi bellissimi romanzi, *La signora Dalloway*, che ha a che fare con il tema della follia.

La umbratile protagonista del romanzo, del 1925, è Clarissa Dalloway, e la sua fragile e oscura controfigura è Septimus Warren Smith, un giovane reduce dalla prima guerra mondiale, immerso in esperienze di delirante deformazione della realtà nelle quali si riflettono le tracce di quello che è forse stato il destino psicopatologico e umano di Virginia Woolf. Il romanzo si svolge nel circolo temporale di una sola giornata, e dopo alcune pagine conosciamo Septimus, e la sua angoscia dinanzi ad una evenienza molto banale: quella di una macchina che si fermava con grande fragore, e che tutti guardavano. La macchina era ferma con abbassate le tendine sulle quali era disegnato qualcosa che sembrava un albero, e nasceva in Septimus la sensazione di un qualche orrore che stava per giungere in superficie e scoppiare in fiamme. Il mondo vacillava e tremava, e Septimus si sentiva guardato, additato e soppesato da tutti, e, aggrappato al marciapiede, non capiva la ragione di tutto questo. Qualcosa di oscuro e di insondabile, di magmatico e di indefinibile, stava accadendo. Un aereo giungeva sopra gli alberi con una scia di lettere che reclamizzavano una caramella. La gente immobile guardava il cielo, un volo di gabbiani lo attraversava, e in quel silenzio, in quella quiete, in quel pallore, in quella purezza, il suono delle campane moriva in alto fra i gabbiani; e Septimus nelle lettere disegnate nel cielo dall'aereo riconosceva allusioni al suo destino. Il delirio dilagava: "Ma gli facevano cenni, le foglie erano vive, gli alberi erano vivi. E le foglie collegate al suo capo da milioni di fibre, lì sulla panchina, gli facevano vento; quando il ramo si stendeva, anche lui si estendeva. I passeri che svolazzavano su in alto, poi in basso, come zampilli di fontana, erano parte del disegno; il bianco e il blu, le strisce nere. I suoni componevano melodie volute; gli intervalli di silenzio erano altrettanto significativi dei suoni. Un bambino piangeva. A distanza suonò un clacson. Tutto questo insieme indicava la nascita di una nuova religione –".

La nascita di una nuova religione, certo, ma anche di un nuovo mondo: di un altro mondo: di un *autre monde*: nel quale si vive quando la follia scende in noi; e non si possono leggere queste narrazioni senza riconoscere in esse il timbro di quella radicale esperienza psicopatologica che la psichiatria definisce stato d'animo delirante: nocciolo tematico di ulteriori pietrificate formazioni deliranti. (Sono cose che mi inducono a chiedermi *come* Virginia Woolf abbia potuto conoscere, e poi magistralmente descrivere, esperienze così elitarie e così costitutive degli enigmatici mondi della follia che non si leggevano allora, e nemmeno oggi, se non nei grandi testi di psichiatria di lingua tedesca, o olandese.)

I passeri che cantavano in greco

Altri brani del romanzo si aggiungono a questi nel delineare una straordinaria fenomenologia del delirio, e vorrei citarli nella loro impressionante testimonianza psicopatologica e clinica che non può non lasciare stupefatti, e sconvolti.

"Un passero si poggiò sulla cancellata di fronte; cinguettò Septimus, Septimus, per quattro o cinque volte e, cavandosi di gola le note, continuò a cantare fresco e penetrante in greco che il male non esiste, e, insieme a un altro passero che si unì a lui, con voci dispiegate e acute in greco cantavano, da sopra gli alberi nel prato della vita al di là di un fiume dove i morti camminano, che la morte non c'è." (Nel corso della fenomenologia psicotica riemersa nel maggio del 1904 Virginia Woolf ha avuto, ascoltando uccelli che cantavano in greco, esperienze allucinatorie analoghe a quelle che attribuisce a Septimus.)

Formazioni deliranti di ancora più straziata pregnanza tematica, intrecciate ad esperienze incentrate sulla morte e sulla morte volontaria, sono narrate da Lucrezia che è la moglie di Septimus. Sono esperienze così paradigmatiche, e così struggenti, che non mi sento di riassumere: dotate, come sono, di un indicibile valore di testimonianza umana e psicopatologica: "Tra l'erba erano sbocciati dei fiorellini rossi e gialli, sembravano dei lumini galleggianti, disse lui, e parlava, e chiacchierava e rideva, si inventava delle storie. Poi d'improvviso, proprio sul fiume aveva detto 'Ora ci ammazziamo' e aveva guardato il fiume con lo stesso sguardo che lei gli aveva visto negli occhi al passaggio di un treno o di un autobus – uno sguardo come se qualcosa lo ammaliasse; e sentì che non era più con lei e lo prese per il braccio"; e con parole ancora più inquietanti che ne fanno sgorgare il nocciolo segreto di una dissociazione radicalmente estranea a quella depressiva: "Poi, al ritorno, quasi non riusciva più a camminare. Si sdraiò sul divano e lei gli dovette tenere la mano perché non cadesse giù, giù, gridava, tra le fiamme! E vedeva sulle pareti delle facce che ridevano di lui, lo chiamavano con dei nomi orribili, vergognosi, e mani che lo puntavano da dietro il paravento. Eppure erano completamente soli. Ma lui cominciò a parlare ad alta voce, rispondeva, litigava, rideva, urlava, si eccitava e voleva che lei scrivesse tutto".

Non posso non sottolineare come Virginia Woolf abbia saputo cogliere, e descrivere, con radicale intuizione eidetica cosa sia la malattia dell'anima, cosa sia la follia, cosa sia nella sua lacerazione esistenziale la schizofrenia, anche in questi pensieri di Septimus: "Mi sono chinato dall'orlo della barca e sono caduto, pensò. Sono finito in fondo al mare. Sono morto, e sono di nuovo vivo; ma lasciatemi stare fermo, implorò (parlava di nuovo tra sé e sé – era tremendo, tremendo!); e come quando, prima del risveglio, le voci degli uccelli e il rumore delle ruote si intonano e producono una strana armonia, che cresce e cresce, e chi dorme si sente spinto verso le rive della vita, così si sentì lui, tirato verso la vita, col sole che diventava sempre più caldo, le grida sempre più forti; qualcosa di tremendo stava per accadere. Doveva solo aprire gli occhi, ma li sentiva carichi d'un peso, d'un terrore".

Di questo mondo, di questo altro mondo, così intenso e così problematico, così vasto e così creativo, nel quale non poteva non naufragare la vita di Septimus, non avevano alcuna coscienza gli psichiatri, incapaci di gentilezza e di ascolto, che lo curavano; e dal loro comportamento è conseguita la morte volontaria di Septimus che dal davanzale della sua casa si gettava sulle punte arrugginite della cancellata: fuggendo non dalla sua follia ma dalla incapacità degli psichiatri a comprendere il senso della follia. Non so se in queste considerazioni si riflettano quelle di Virginia Woolf quando è stata a sua volta seguita, e curata, da psichiatri del suo tempo.

Le onde

Dagli anni del liceo ho continuato in ogni età della mia vita a leggere, riscoprendone ogni volta nuovi orizzonti di senso, un altro romanzo, *Le onde* [156], dalle sconfinate risonanze emozionali e dalle inesauribili sorgenti di contemplazione e di meditazione, e di stupefazione estatica. Lo svolgimento del libro, del 1931, è scandito da interludi, da smarrite prose liriche in corsivo, che descrivono il nascere e il morire del giorno, e che scompongono il romanzo in nove episodi nei quali si animano le voci, e i soliloqui, di sei personaggi: Rhoda, Jinny, Susan, Louis, Neville e Bernard. Ogni personaggio ha un motivo, un colore, un simbolo, una linea melodica; e i motivi si intrecciano fra loro. L'atmosfera narrativa ed emozionale del romanzo è quella della malinconia, della nostalgia, della inconsistenza di ogni nostra esperienza, che in Rhoda sconfinano nel desiderio, e nell'attesa, della morte; e nel romanzo poesia e musica sono intrecciate l'una all'altra in una stupenda e arcana alleanza che immerge le prose liriche, e i soliloqui, in un mare di immagini, e di metafore, di una leggerezza e di una bellezza abbaglianti: screziate dal dolore. Sono immagini che riscattano il reale da ogni connotazione pratica, lo smaterializzano e lo trasfigurano: il reale diventa l'ombra di un sogno. La vita non è altro che un susseguirsi di onde: onde che nascono, e onde che muoiono; onde che si innalzano verso il cielo, e onde che si spengono sulla sabbia; onde immerse nella luce, e onde immerse nella oscurità.

Nel nascere, e nel morire, delle onde si riflettono le umbratili esperienze del tempo; ma cosa è il tempo? "Il tempo, – disse Bernard, – fa cadere la sua goccia. La goccia che s'è formata sul tetto dell'anima cade. Dal tetto della mia mente il tempo gocciola"; e ancora non si può non essere affascinati da una altra sfolgorante immagine: "La goccia che cade non ha nulla a che fare con la fine della giovinezza. La goccia che cade è il tempo che si assottiglia fino a diventare un punto. Il tempo, che è un pascolo assolato inondato di luce danzante, il tempo, che è vasto come un campo a mezzogiorno, si stacca, si assottiglia, diventa un punto. Come da un bicchiere stracolmo la goccia, così il tempo cade. Questi sono i veri cicli, i veri eventi". Sono immagini che rimandano nelle loro vertiginose metafore al presente del presente agostiniano: questa isola fragile ed effimera che sta fra il futuro, il presente del futuro, e il passato, il presente del passato. Il tempo è la sorgente carsica di questo romanzo, di incalcolabile profondità emozionale e metafisica, nel quale ci sono linee melodiche, e scansioni temporali, che contraddistinguono il destino di ciascuna delle esistenze protagoniste del romanzo; e, fra queste, vorrei dire qualcosa della splendida figura di Rhoda, tanto simile a Virginia Woolf nel suo essere, come lei, risucchiata dal fascino gorgonico del suicidio. Ma Rhoda si sente anche trafitta da milioni di frecce, dal disprezzo e dal ridicolo, e da lingue sferzanti che, mobili e incessanti, le guizzano intorno, e la immergono nelle acque tempestose di una angoscia senza fine. Rhoda è fra le figure del romanzo la più giovane, e la più vulnerabile, la più indifesa dinanzi al richiamo della morte volontaria che la travolgerà.

La figura di Rhoda

Dal romanzo vorrei stralciare alcuni dei brani nei quali Virginia Woolf descrive la malattia mortale di Rhoda: le sue metamorfosi corporee e le sue insicurezze, i suoi svenimenti e le sue angosce di persecuzione; la loro straordinaria somiglianza con quella che è la fenomenologia psicotica. Ma, prima di questi brani, vorrei stralciare un sognante frammento, inondato di stremata e sfavillante poesia, dal suo iniziale soliloquio: "Le mie navi sono bianche, – disse Rhoda. – Non voglio i petali rossi della malvarosa e dei gerani. Voglio i petali bianchi che galleggiano quando muovo la bacinella. Da sponda a sponda ora naviga la mia flotta. Ci butterò un ramoscello, come fosse una zattera per un marinaio che sta per annegare. Ci butterò un ramoscello e guarderò le bollicine che salgono dal fondo". Forse Virginia Woolf non ha mai trovato, quando stava annegando, un ramoscello di ulivo che, come una zattera, la salvasse.

Le metamorfosi ora: "È la mia faccia, – disse Rhoda, – quella nello specchio alle spalle di Susan – è la mia faccia. Mi riparerò dietro di lei per non vedermi, perché io non sono qui. Non ho una faccia. Le altre, sì, ce l'hanno, Susan e Jinny ce l'hanno, eccole lì. Il loro mondo è reale. Le cose che toccano sono concrete. Dicono di sì e di no, mentre io cambio, mi trasformo, sono trasparente. Se incontrano una cameriera, di loro non ride. Ma di me, sì. Sanno cosa dire, se qualcuno gli parla. Sorridono davvero, s'arrabbiano davvero, mentre io devo sempre prima guardarmi intorno per vedere cosa fanno le altre, e farlo anch'io"; e ancora: "Perciò odio gli specchi che mostrano la mia vera faccia. Sola, spesso cado nel nulla. Devo avanzare circospetta per non cascare dall'orlo del mondo nel nulla. Devo cercare con la mano qualcosa di duro, una porta, per costringermi a ritornare in me stessa".

Slarghi elegiaci, immersi in una febbrile danza di colori, si confondono in un altro brano con lacerazioni dolorose dell'anima: come in questo soliloquio: "È il primo giorno delle vacanze estive, – disse Rhoda. – E mentre il treno corre accanto a queste rocce rosse e al mare azzurro, dietro di me l'anno di scuola ormai finito prende forma. Ne vedo il colore. Giugno era bianco. Vedo i campi bianchi di margherite e dei nostri vestiti, i campi da tennis anch'essi bianchi. Poi ci fu un vento forte, dei tuoni violenti". Rhoda si sentiva volare via come una piuma, vorticare come in un tunnel, smarrendo la propria identità, e crollando; ma il soliloquio così continua: "Ritornai in me con grande fatica, rientrai nel mio corpo, superai la pozza grigia, cadaverica. Ecco la vita a cui mi consegno. Se guardo indietro, vedo il silenzio che si richiude e le ombre delle nuvole che si inseguono sulla brughiera vuota; il silenzio ripiomba al nostro effimero passaggio. È questo, mi dico, il presente; questo il primo giorno delle vacanze estive. È parte del mostro a cui stiamo attaccati, che sta affiorando".

Sono immagini fosforescenti che nascono da una arcana immaginazione creatrice nella quale, incantati, ci rispecchiamo senza coglierne forse fino in fondo le increspature liriche e cromatiche; ma questo è il fascino stregato di ogni romanzo di Virginia Woolf, e delle *Onde* in particolare.

Il balzo della tigre

L'angoscia risale dalle profondità dell'anima, e dilaga in un mare tempestoso di immagini lampeggianti.

"Una pressione immensa mi schiaccia. Non mi posso muovere senza spostare il peso di secoli. Mi trafiggono milioni di frecce. Mi trafiggono il disprezzo e il ridicolo. Io, che potrei affrontare la tempesta e con gioia lasciarmi soffocare dalla grandine, sono qui immobilizzata; allo scoperto. La tigre balza. Si avventano su di me lingue sferzanti. Mobili, incessanti, mi guizzano intorno. Devo tergiversare, ripararmi con delle menzogne."

Sono immagini che, una volta lette, continuano a vivere in ciascuno di noi: comete dolorose e straziate che non si spegneranno mai; e nelle quali la figura della tigre si ripete enigmatica: "C'è dunque un mondo immune al mutamento. Ma in punta di piedi sull'orlo del fuoco, bruciata dal suo fiato rovente, spaventata dalla porta che si apre, dal balzo della tigre, non sono abbastanza calma da poter concepire anche una sola frase. Ciò che dico viene perpetuamente contraddetto. Ogni volta che s'apre la porta m'interrompo. Non ho ancora ventun'anni. Verrò domata. Sarò derisa per il resto dell'esistenza. Sarò sbattuta tra questi uomini e queste donne, con le loro facce contratte, con le loro lingue bugiarde, come fossi un sughero su un mare agitato. Ogni volta che la porta si apre, vengo rigettata lontana, come un filo d'alga. Sono la schiuma che invade e riempie di bianco gli orli più alti delle rocce. Sono anche una ragazza, qui in questa stanza".

Sono immagini, sono esperienze vissute, nelle quali non è possibile non immedesimarsi, e non sentire vibrare il vento della inquietudine e dello smarrimento: dell'angoscia, che questo linguaggio così aereo e così immaginifico trascina nei nostri cuori feriti, e lacerati, dagli abissi di dolore in cui Rhoda, straziata e lirica controfigura di Virginia Woolf, a mano a mano scivolava.

(Non so se, almeno nel titolo, *La Tigre Assenza* [38], Cristina Campo, perduta nel fascino di Virginia Woolf, sia stata ispirata da questo brano del bellissimo romanzo. La poesia, dedicata alla memoria dei suoi genitori, è questa: "Ahi che la Tigre, / la Tigre Assenza, / o amati, ha tutto divorato / di questo volto rivolto / a voi! La bocca sola / pura / prega ancora / voi: di pregare ancora / perché la Tigre, / la Tigre Assenza, / o amati, / non divori la bocca / e la preghiera...".)

La morte di Percival

La inquietudine dell'anima è nutrita dal dolore: dal dolore che nasce dalla morte di Percival, l'amico gentile di ciascuno dei sei personaggi – il cavallo lo ha sbalzato di sella –, e dalla percezione della vanità di tutte le cose.

Come ci racconta Rhoda in questo altro splendido brano che si illumina di immagini di inaudita tragica tenerezza: "Il vento mi ruggisce in faccia. Ogni forma di vita, anche la più manifesta, mi sfugge. Se non allungo il braccio e non tocco qualcosa di solido, sarò scaraventata in eterno per dei corridoi senza fine. Ma che cosa posso toccare? Quale mattone, quale pietra? Per tornare al mio corpo, sana e salva, avendo evitato l'enorme abisso?"; e ancora con parole spezzate da un dolore che non ha fine: "Dalla terra nuda coglierò delle violette, le offrirò a Percival, qualcosa che sono io a dargli. Guardate cosa ha dato a me Percival.

Guardate questa strada, ora che Percival è morto. Le case hanno fondamenta così delicate, basta un soffio a farle volare via. Incaute alla cieca, le macchine sfrecciano, ruggiscono, ci minacciano di morte, ci inseguono come cani da caccia. Sono sola in un mondo ostile. Il volto umano è orrendo".

Nell'ultimo episodio del romanzo Bernard, in una cascata di ricordi e di riflessioni, ci dice del suicidio di Rhoda: "Vedo in lontananza, tremolante come un filo d'oro, la stessa colonna che ha visto Rhoda, e sento la ventata del suo volo quando s'è buttata"; e il romanzo si conclude con il soliloquio di Bernard sulla morte: la morte immanente alla vita, e la morte volontaria che ha recisa la vita di Rhoda. "Anche in me l'onda si leva. Si gonfia, inarca la schiena. Ancora una volta sono consapevole di un nuovo desiderio, qualcosa che si solleva sotto di me come il fiero cavallo che il cavaliere prima sperona e poi frena. Quale nemico avvertiamo ora avanzare verso di noi, di te e di me che ti monto, mentre fermi su questo tratto di selciato scalciamo impazienti? È la morte. La morte è il mio nemico. È contro la morte che cavalco lancia in resta e capelli al vento come un giovinetto, come Percival, quando galoppava in India"; e infine le ultime scarnificate parole: "Contro di te mi slancio invitto e invincibile, oh morte!".

Dalla morte invece, dieci anni dopo, Virginia Woolf sarà sconfitta, e travolta, e il romanzo mi sembra illustrare il cammino che dalla vita porta alla morte: a questa compagna di strada che nel romanzo è scandita prima dalla morte di Percival, e poi da quella di Rhoda.

Non sono mai sfuggito al fascino stregato di questo romanzo, che è un meraviglioso poema in prosa, immerso nelle vertiginose metamorfosi del tempo, e nelle onde sfibrate e luminose di una malinconia che si è affiancata labile e discontinua, lacerante e crudele, come una goethiana stella cadente, alla vita di Virginia Woolf: alternandosi alla esperienza psicotica, che è balenata in lei nella giovinezza, e si è ancora, e definitivamente, manifestata negli ultimi mesi di vita: conducendola al suicidio. Ma ora dalle liquide atmosfere delle *Onde* ad alcune lettere.

Le ultime lettere

Vorrei citare le ultime lettere [157] scritte da Virginia Woolf, l'una del 18 marzo al marito e l'altra del 23 marzo 1941 alla sorella Vanessa (le date non sono certe), nelle quali le ragioni del suicidio sono espresse con drastica e straziata determinazione. Sono lettere che non si possono leggere se non con stupore nel cuore, e che ci dicono sul suicidio cose alle quali dovremmo sempre pensare quando si viva accanto a chi sia divorato dalla malattia mortale.

Nella lettera al marito così scriveva: "Carissimo, sono certa che sto nuovamente impazzendo: sento che non possiamo affrontare un altro di quei terribili periodi. E questa volta non guarirò. Inizio a sentire le voci, non riesco a concentrarmi. Così farò quello che sembra la cosa migliore da fare. Tu mi hai dato la massima felicità possibile. Non credo che due persone avrebbero potuto essere più felici finché non è arrivata questa terribile malattia"; e ancora: "Non posso più combatterla, so di rovinarti la vita, senza di me tu potresti lavorare. E lo farai lo so. Lo vedi non riesco nemmeno a scrivere correttamente. Non riesco a leggere. Quello che voglio dire è che a te devo la felicità della mia vita. Sei stato assolutamente paziente con me e incredibilmente buono. Voglio dirti che – lo sanno tutti. Se qualcuno avesse potuto salvarmi, saresti stato tu. Non ho più nulla se non la certezza della tua bontà. Non posso continuare a rovinarti la vita. Non credo che due persone avrebbero potuto essere più felici di quanto lo siamo stati noi".

Nella lettera alla sorella Vanessa è ancora più evidente la ricomparsa di esperienze psicotiche nella attuazione del suicidio: "Carissima, Non puoi sapere quanto ho amato la tua lettera. Ma sento che sono andata troppo lontana questa volta per tornare indietro. Sono certa di impazzire di nuovo. È proprio com'è stato la prima volta, sento sempre delle voci, e so che non lo supererò ora. Voglio solo dire che Leonard è stato così straordinariamente buono, ogni giorno, sempre; non riesco a immaginare che qualcuno avrebbe potuto fare di più per me di quanto abbia fatto lui. Siamo stati perfettamente felici fino a queste ultime settimane, quando è cominciato l'orrore. Lo rassicurerai di questo? Sento che ha così tante cose da fare che continuerà, meglio senza di me, e tu lo aiuterai. Non riesco più a pensare con chiarezza. Se potessi ti direi quello che tu e i bambini avete significato per me. Penso che lo sai. L'ho combattuto questo male, ma ora non più".

La lettera scritta da Vanessa a Virginia è una lettera che non si dovrebbe mai inviare a chi sta annegando nel lago oscuro della malattia mortale: "Devi essere *ragionevole*. Devi accettare che io e Leonard sappiamo giudicare meglio. È vero, non ti ho vista spesso ultimamente, ma mi sei sembrata troppo stanca e sono certa che se ti lasci andare e non fai nulla, ti sentirai stanca e avrai voglia di riposarti. Sei in uno stato tale che non vuoi ammetterlo, ma non devi ammalarti proprio ora. Che faremo se c'è un'invasione e tu sei malata": e infine: "Che avrei fatto questi tre anni se tu non mi avessi tenuta viva, allegra. Non sai quanto ho bisogno di te".

Una lettera sincera, ma sbagliata, nella quale si dicono cose che si continuano a ripetere a chi sta male, a chi è depresso, o è sommerso da deliri, senza capirne le risonanze colpevolizzanti, e radicalmente antiterapeutiche, che derivano dall'essere invitati a fare quello che ci è impossibile. Una lettera che non sa rispettare le leggi dell'altro mondo, dell'*autre monde*, in cui si vive in ogni condizione di sofferenza psichica quando si è in attesa di silenzio e di solitudine, di comprensione e di solidarietà, di gesti, e non di parole quotidiane che, anche se nutrite di amore, non servono a nulla, e anzi accrescono l'angoscia di una lacerante solitudine. Dal destino di vita e di morte di Virginia Woolf discendono, così, motivi di palpitante riflessione sulla fragilità, e sulla sensibilità, sconfinate e irraggiungibili che fanno parte di ogni esistenza incrinata dalla presenza della sofferenza psichica, della malattia dell'anima, e dell'atroce solitudine che ne consegue. Sono cose che la psichiatria, quella italiana in particolare, la più aperta alla comprensione fenomenologica e umana della follia, continua vanamente a ribadire nella indifferenza e nella noncuranza di una opinione pubblica incapace di riconoscere i significati, e gli orizzonti di valore, che sono presenti in ogni forma di follia. Questo mio discorso sulla vita, e sulla agonia, di Virginia Woolf non vorrebbe solo aiutare a chiarire alcuni momenti della sua esistenza creatrice, e della influenza che su di essa ha svolto la malattia dell'anima, ma vorrebbe anche aiutare a rimettere in una qualche diversa evidenza le cose che fanno del bene, e quelle che fanno del male, a chiunque sia immerso nel gorgo della depressione, o della dissociazione psicotica, e a chiunque si senta di essere di aiuto al dolore e alla malattia.

Il suicidio

Nel dicembre 1940 Virginia Woolf incominciava a non stare bene, e Leonard la faceva visitare, il 27 marzo, da una psichiatra che non riteneva di somministrarle farmaci, né di farla ricoverare in ospedale. La mattina del giorno dopo Virginia Woolf usciva di casa, e con grosse pietre nella tasca della giacca, si immergeva, annegando, nelle acque del fiume Ouse. Così moriva Virginia Woolf, così ancora oggi si muore, quando la notte oscura dell'anima si accompagna alla nostra vita, e la ferisce con l'angoscia e la disperazione, con la solitudine e la vertigine della estraneità, con le allucinazioni e i deliri, con la nostalgia della morte volontaria che diviene quasi l'ultimo bastione di una speranza contro ogni speranza. Così si continua a morire nel silenzio e nel deserto di una solitudine che è alla perduta ricerca di un altrove solo intravisto, e mai raggiunto, di una stella del mattino che non si spenga troppo rapidamente, e sopravviva nel cuore, e insomma di una salvatrice comunità di destino. Ma ogni suicidio è immerso nel mistero; e le spiegazioni razionali sono destinate a naufragare nel mare sconfinato della vita e della morte.

La malattia

La sensibilità e la fragilità, la radente intuizione dei significati che si nascondono nella sofferenza psichica, riemergevano in Virginia Woolf già negli anni della giovinezza: come nella lettera da lei inviata [154], quando aveva diciannove anni, ad Emma Vaughan.

"L'unica cosa che conti, al mondo, è la musica – la musica, i libri, e un paio di quadri. Fonderò una comunità in cui non ci si sposerà – a meno che per caso non ci si innamori di una sinfonia di Beethoven. Assolutamente nulla di umano, tranne ciò che si comunica attraverso l'Arte, null'altro che pace ideale e infinita meditazione. Il mondo degli esseri umani va facendosi troppo complicato, mi meraviglio soltanto che non si riempia un maggior numero di manicomi: molte cose, nella visione della realtà dei folli, sono condivisibili. Dopo tutto è forse quella la visione equilibrata, e noi, tristi, assennati e rispettabili cittadini, non facciamo che delirare ogni istante della nostra vita, e meriteremmo d'esser rinchiusi per sempre. Con questo caldo la mia melanconia primaverile matura, e diventa follia estiva."

Cosa ci fa conoscere della malattia di Virginia Woolf la biografia di Quentin Bell? Ricapitoliamone, e interpretiamone, gli aspetti essenziali. La crisi del maggio 1904, quando tentava il suicidio, non può essere fatta risalire ad una depressione, la diagnosi abitualmente attribuita a Virginia Woolf, nella quale non si manifestano mai allucinazioni uditive come quelle francamente psicotiche dell'ascoltare passeri che cantavano in greco. La crisi del 1910, che ha trascinato con sé la degenza di tre mesi in clinica psichiatrica, è stata determinata dal dilagare di esperienze deliranti, e di ricadute nella ricerca della morte volontaria; e analoghe sono state le crisi che si sono iniziate nel luglio 1913, e sono durate fino agli ultimi mesi del 1915. I sintomi di più radicale importanza nel corso di queste crisi sono state le esperienze allucinatorie e deliranti associate a patologiche percezioni del proprio corpo, e a lacerazioni semantiche del linguaggio. Dalla fine del 1915 al 1941, quando moriva, non ci sono più state degenze in clinica; ma nelle schizofrenie ci sono forme nelle quali a episodi acuti, che insorgono abitualmente in età adolescenziale e giovanile, seguono lunghi, e anche definitivi, periodi di remissione che consentono di svolgere una vita del tutto normale, lasciando nondimeno ferite sanguinanti nella memoria nella quale continua a vivere il ricordo doloroso delle sofferenze vissute. Non la depressione è stata la malattia che ha accompagnata la vita di Virginia Woolf dalla adolescenza alla morte; e, del resto, questa diagnosi non si concilierebbe con la continuità e la profondità della sua inenarrabile tensione creativa che l'ha portata ad essere prodigiosa autrice di romanzi, di racconti, di saggi, di diari, di lettere, e lettrice inesausta di libri recensiti e interpretati con straordinaria intelligenza critica.

Una diversa interpretazione

Questa diversa interpretazione della natura della sua malattia consente di meglio comprendere la vita e il suicidio di Virginia Woolf, e di meglio ricollegare l'anima delle sue splendide narrazioni alla presenza della malattia: della malattia creatrice. (Non è stata, del resto, schizofrenica, sia pure con un andamento radicalmente diverso, la malattia psichica di Friedrich Hölderlin e di Sylvia Plath?) Vorrei in questo contesto dire che, se non fossero state almeno in parte autobiografiche, non le sarebbe stato possibile descrivere le sconvolgenti esperienze psicotiche che ha descritto in Septimus: cogliendone la enigmatica e magmatica realtà psicopatologica, e la nostalgia della morte. Leggendo le pagine dedicate a questa dolente controfigura di Clarissa Dalloway sono riandato, fantasticando, alle straziate storie di vita schizofrenica, quella di Ellen West e quella di Elena, mirabilmente descritte da Ludwig Binswanger e da G.E. Morselli. Sono storie di vita davvero non lontane in alcuni momenti tematici da quella di Septimus, sgorgata dalla immaginazione creatrice di Virginia Woolf, e contrassegnata dalla palpitante figurazione di una schizofrenia come destino, come enigma delfico, e come radicale testimonianza dell'umano. La storia della vita di Rhoda non ha le connotazioni psicopatologiche di quella di Septimus, e nondimeno anche in lei la linea ideale di una condizione umana di tristezza e di angoscia, di sofferenza e di disperazione, riemerge nitida e dolente: sconfinando nella ricerca e nella realizzazione di una morte volontaria non diversa da quella di Septimus. Certo, il romanzo, che ha Clarissa Dalloway come protagonista, è stato scritto, fra il 1922 e il 1924, in anni vicini a quelli delle crisi psicotiche, ancora radicate nella coscienza di Virginia Woolf, e capaci così di influenzarne la creazione di una figura come quella di Septimus. *Le onde*, invece, sono state scritte in anni ormai lontani da quelli delle crisi psicotiche quando nondimeno non poteva non sopravvivere in lei il loro ricordo.

(Non fa pensare in ogni caso alla straziata consapevolezza delle esperienze psichiche da lei rivissute, la lettera [155] scritta nel giugno 1930 a Ethel Smyth? "Come esperienza, la pazzia è formidabile, te l'assicuro, e da non guardare con disprezzo; e nella sua lava vi trovo ancora la maggior parte delle cose di cui scrivo. Ti fa proiettare ogni cosa in una sua forma precisa e definitiva, non in pezzettini, come avviene con la mente sana." In questa immagine, in questa metafora, quasi si adombra la rivoluzionaria interpretazione della schizofrenia alla quale, alcuni anni prima, giungeva la psichiatria fenomenologica che l'ha considerata una forma, una *Gestalt*, dotata di senso.)

In ogni caso, la malattia dell'anima, nel fare crescere in lei fragilità e stremata delicatezza d'animo, sensibilità e rabdomantica percezione dell'invisibile e dell'indicibile, vertiginose discese negli abissi di una interiorità ferita dal dolore e dall'angoscia, non ha svolto solo una emblematica influenza sulla connotazione tematica della figura di Septimus, o di quella vaga e immateriale di Rhoda, ma si è inserita nel tessuto narrativo di questi suoi romanzi fragili e incorporei: lirici e fantasmagorici.

Il cambiamento di diagnosi

La tesi, che la malattia dell'anima non abbia avuto in Virginia Woolf una genesi depressiva, ma una genesi radicalmente psicotica, è avvalorata da quello che la grande scrittrice inglese ha scritto nelle sue due ultime lettere, indirizzate al marito e alla sorella, nelle quali diceva di volere morire temendo la riaccensione delle allucinazioni. Il *ricordo* bruciante – questo non avviene nella depressione – delle sofferenze vissute durante le crisi, e il *timore* che esse si ripetano, sono la causa più frequente della morte volontaria nella schizofrenia. Benché la scintilla, che accenda, o riaccenda, il fascino stregato del suicidio, sia nascosta nel segreto dell'anima, e non lo si possa decifrare se non nell'orizzonte di una sola speranza: quella di sapere creare una comunità di destino fra chi cura e chi sta scendendo lungo i sentieri oscuri della morte volontaria.

Le fiamme ardenti della sofferenza

Vorrei dire infine che, leggendo le sue opere, non dovremmo dimenticare mai quali fiamme ardenti di sofferenza Virginia Woolf abbia dovuto attraversare in vita. Il confronto straziante con il dolore dell'anima ha contribuito a rendere affascinanti e sconvolgenti i suoi romanzi; ai quali non è possibile avvicinarsi, se si vogliono coglierne la grazia arcana e la vertiginosa profondità, le scansioni elegiache e le fosforescenti immagini creatrici, *senza* una radicale conversione interiore che ci apra alla contemplazione dell'infinito e dell'indicibile che sono nelle cose meravigliose che lei ha scritto.

Certo, le tracce radenti di un grande dolore dell'anima, e di una luminosa sensibilità psicologica e umana, scorrono lungo le pagine dei suoi romanzi e dei suoi racconti, dei suoi diari e delle sue lettere, ma solo (direi) alcuni dei suoi romanzi sono accompagnati dalle ombre di una dolorosa e morbida follia: come essa è definita da Georg Trakl. La malattia dell'anima, la emblematica esperienza psicotica, che si è manifestata in Virginia Woolf negli anni della giovinezza, non si è poi più ripetuta, almeno apparentemente, se non negli ultimi mesi della vita. Ma, vorrei ancora ripeterlo, non ricompaiono i sintomi della malattia ma non si perde il loro ricordo straziato, e il timore che abbiano ancora a manifestarsi. Le ultime lettere al marito e alla sorella sono la sanguinante testimonianza di questi ricordi e di questi timori che, del resto, mi sono sembrati riemergere anche nelle lettere, e in brani del diario.

Questi ricordi, e questi timori, si intrecciano gli uni agli altri, e confluiscono nelle acque tempestose dell'angoscia, che ci sommerge, e ci travolge, nei silenzi della disperazione e della solitudine; e non ci consente di resistere al fascino della morte volontaria: ultima speranza contro ogni speranza. Non è possibile allora non essere stregati, e sconvolti, pensando alle cose straordinarie e immemoriali che Virginia Woolf ha scritto in una vita solcata dalla esperienza del dolore, di un dolore senza fine, e ancora pensando al destino di una vita che non si è chiusa nei confini del dolore, ma si è vertiginosamente aperta alla immedesimazione nel dolore e nella gioia degli altri: delle persone amate, e non solo di queste. Nei suoi romanzi, nei suoi racconti, nelle sue lettere e nel suo diario, ma anche nei suoi saggi, al di là della malattia e del dolore, si rispecchia la vita, salvata e riscattata, nei suoi sconfinati arcipelaghi emozionali.

3. La malinconia come cifra tematica della creazione artistica

Le categorie conoscitive della psichiatria non sono incentrate solo sugli aspetti diagnostici e clinici della sofferenza psichica ma anche sulle correlazioni possibili fra esperienze psicopatologiche ed esperienze creative: quelle letterarie e quelle artistiche in particolare. Su queste correlazioni vorrei ora riflettere: muovendo dalla esperienza della malinconia, e dalla sua influenza sulle forme di espressione pittorica.

Le categorie ermeneutiche

Quali sono le categorie ermeneutiche delle quali si serve la psichiatria quando si applica alla decifrazione emozionale di opere figurative muovendo da punti di vista ovviamente diversi da quelli della critica d'arte? Nel suo celebre saggio sul *Mosè* di Michelangelo [64], Sigmund Freud si dice incapace di provare emozioni ascoltando la musica, e questo perché non gli riusciva di immaginare come, e seguendo quali sentieri, la musica possa agire sulla vita emozionale. Ma diceva di provare forti emozioni dinanzi alle opere narrative e poetiche, e dinanzi alle opere d'arte, sia di quelle pittoriche sia di quelle scultoree, rivissute nei loro contenuti, e non nei loro aspetti formali; e su di esse ha scritto, come si sa, saggi straordinari.

La musica, certo, si svolge, e si dispiega, nel presente e nel futuro, mentre la scultura e la pittura sono immerse nella sola dimensione del presente: il tempo è in esse un tempo sospeso; un tempo immobile, e pietrificato. Le categorie ermeneutiche, in psichiatria, tendono in ogni caso a cogliere nei linguaggi della pittura la presenza di quelle che sono le grandi emozioni della vita, l'angoscia e la malinconia in particolare, nelle loro molteplici espressioni tematiche.

Il linguaggio della pittura

Il linguaggio della pittura (e della scultura) è il linguaggio del corpo, del corpo che vive della linfa vitale dell'arte insieme al linguaggio del silenzio; e le parole, le parole della critica d'arte e le parole della psichiatria, tendono a fare riemergere dal silenzio degli occhi e degli sguardi, dei volti e dei gesti, i significati delle immagini pittoriche. Certo, come in ogni esperienza umana, ci possono essere discordanze, più o meno profonde, fra i significati, e le emozioni, che l'artista ha voluto esprimere, e i significati, e le emozioni, che noi proviamo, in particolare, dinanzi alle forme di espressione pittorica. Quanto più aperte attitudini creative sono in noi, nella nostra coscienza estetica e critica, tanto più intense e palpitanti sono le nostre risonanze interiori, e le nostre capacità di immedesimarci negli orizzonti di senso che si nascondono nelle opere d'arte. Le forme di conoscenza della psichiatria si affiancano a quelle della critica estetica in una comune ricerca dell'umano nell'arte, e in una comune archeologia maieutica delle radici emozionali delle esperienze creative.

Ci sono, in ordine alla decifrazione degli orizzonti di senso delle immagini pittoriche, bellissime riflessioni di María Zambrano [161], la grande studiosa spagnola di filosofia, capace di scintillanti intuizioni estetiche. "Ogni icona chiede di essere liberata, ogni forma è un carcere, però è anche il solo modo in cui, nel mondo in cui viviamo, un'essenza si conserva senza disperdersi – anche la parola è una forma che cattura e opprime. Saper guardare un'icona significa liberarne l'essenza, portarla alla nostra vita, senza distruggere la forma che la contiene, lasciandola allo stesso tempo lì; è una cosa difficile e che ha bisogno di allenamento..."; e ancora: "Saper contemplare deve essere saper guardare con tutta l'anima, con tutta l'intelligenza e persino con il cosiddetto cuore, il che significa partecipare, partecipare all'essenza contemplata nell'immagine, vivificarla".

In queste ultime parole di María Zambrano è tracciato il cammino di ogni conoscenza, e di ogni interpretazione, dei linguaggi cifrati, e degli adombramenti di senso, che una immagine pittorica ha in sé.

Verso l'infinito della interpretazione

Quando ci si incammina verso l'infinito della decifrazione, e dell'interpretazione, delle creazioni artistiche ci si propone di cogliere cosa distingua ogni singola opera d'arte nei suoi aspetti tematici ed emozionali, estetici e narrativi, e quali significati originali e nascosti, dicibili e indicibili, umbratili e talora inafferrabili, siano presenti in essa. Ma non giungeremmo mai alla percezione dei significati, e dei valori emozionali, della grande pittura e della grande scultura, se non immergessimo le nostre esperienze conoscitive ed ermeneutiche nel fuoco ardente della intuizione fenomenologica, così è stata definita da Edmund Husserl [88], e della pascaliana intelligenza del cuore, che consentono di avvicinarci alle voci misteriose del silenzio e degli sguardi, dei volti e degli occhi, dei paesaggi dell'anima che riemergano, in particolare, dalla presenza della malinconia. Ma dovremmo sapere che, nella vita e nell'arte, ci sono malinconie fredde e glaciali, malinconie aride e artificiali, malinconie nostalgiche e appassionate, malinconie aperte alla speranza e malinconie pietrificate in un presente immobile, in un tempo sospeso; ed è necessario cercare di distinguerle.

Come sondare la malinconia

Come possiamo riconoscere le tracce, talora perdute e talora fiammeggianti, della malinconia in questa, o in quella, opera d'arte?

I modi, con cui la psichiatria fenomenologica interpreta i linguaggi del corpo in condizioni psico(pato)logiche, sono quelli dei quali si serve quando li ricerca nelle opere d'arte. Così, non posso intravedere cosa voglia dire lo sguardo fuggitivo e doloroso di una persona, malata o non malata, e non posso illudermi di cogliere cosa si nasconda in un volto inafferrabile nei suoi continui trasalimenti, e nelle sue infinite trasformazioni, *se* non mi immergo nei suoi stati d'animo, e *se* non so ascoltarne (decifrare) le apparenze e le sembianze, le immagini perdute e le speranze. Ci sono sguardi che si illuminano, che si accompagnano ad una vertiginosa trascendenza, e ad una assoluta trasparenza, anche quando i volti siano divorati dalla malinconia e dall'angoscia, dallo smarrimento e dalla disperazione. Ci sono sguardi che implorano aiuto, e che fiammeggiano, in volti apparentemente aridi e ghiacciati, impassibili e nondimeno ardenti. Ci sono sguardi che si armonizzano con lo stato d'animo dei volti dai quali sgorgano; e ci sono sguardi in dissonanza radicale con i volti. C'è bisogno di intuizione, di ininterrotta logica del cuore, di impalpabile leggerezza dell'essere, se si vuole avvicinarsi al mistero del guardare. Ma questo linguaggio dei volti e degli sguardi, degli occhi e del sorriso (i misteriosi sorrisi delle donne leonardesche), non è solo il linguaggio della malinconia clinica, della malinconia delle pazienti che seguivo con attonita e straziata attenzione in ospedale psichiatrico, ma è anche il linguaggio delle figure luminose e oscure, umbratili e crepuscolari, silenziose e pietrificate, mobili e immobili, della malinconia e dell'angoscia, della inquietudine e dello sgomento, che riemergono da alcune opere d'arte pittoriche, o scultoree.

Il linguaggio della pittura è (così) il linguaggio del silenzio e degli sguardi: anche se non posso non ribadire come, al di là del giudizio estetico che appartiene alla critica d'arte, la valutazione della presenza, o meno, della malinconia come linea tematica di una pittura, o di una scultura, è radicalmente discrezionale e individuale. Alcune delle rappresentazioni figurative, che la critica d'arte (ad esempio, Jean Clair) considera emblematica espressione di una malinconia, allo sguardo della psichiatria possono non sembrare tali; ma la malinconia in arte è il tema di due grandi mostre che hanno avuto luogo, nel 2005, a Parigi, e nel 2007 a Verona, e di esse vorrei ora parlare.

La mostra di Parigi

Curata da Jean Clair, autore del resto di un libro sulla malinconia in arte [46], si è tenuta a Parigi, da ottobre 2005 a gennaio 2006, e si è ripetuta a Berlino da febbraio a maggio 2006, una mostra incentrata sulla malinconia come *Leitmotiv*, e come genesi di senso, di grandi opere d'arte. Nel catalogo [47] della mostra le riproduzioni pittoriche si alternano a saggi critici (quelli bellissimi di Yves Bonnefoy, e di Jean Starobinski), ma anche storici e psicopatologici. Nel titolo, *Mélancolie,* e nel sottotitolo, *génie et folie*, la malinconia viene identificata con la follia: cosa problematica nel senso che nelle forme espressive di alcune opere si intravede una malinconia che ha le tracce incandescenti della follia, e in altre una malinconia che non le ha.

Ci sono, certo, opere nelle quali le connotazioni tematiche depressive sono riconoscibili nel loro inconfondibile linguaggio semantico. Sono fra queste la celebre incisione (*Melencolia I*, 1514), dalle insondabili e inesauribili risonanze emozionali ed estetiche, di Albrecht Dürer: una malinconia astratta; la splendida tela (*Doppio ritratto*, 1502) di Giorgione: una malinconia meditativa; la umbratile immagine notturna (*La Madeleine à la veilleuse*, 1640-1645) di Georges de La Tour: una struggente malinconia dell'anima; la sognante immagine, dipinta da Louis Lagrenée nel 1785 (*La Mélancolie*), di una giovane donna perduta in una malinconia di stremata dolcezza; la malinconia lunare in una tela di Corot (*La Mélancolie*, 1860); la grande malinconia metafisica di Giorgio de Chirico in *Malinconia*, 1912, e in *Malinconia ermetica*, 1918-1919, nelle quali intravediamo le fragili tracce della condizione umana sospesa ai bordi dell'inconoscibile, e dell'infinito.

La malinconia è, in questa mostra, sottratta ai linguaggi oscuri e impenetrabili della psichiatria, nella quale è stata imprigionata e reclusa a lungo, e recuperata nella sua dimensione creativa: cosa che Giacomo Leopardi aveva genialmente teorizzato nelle bellissime pagine dello *Zibaldone*. L'importanza della mostra non sta solo in questo ma anche nell'immenso *background* culturale e storico, e anche psicopatologico, nel quale sono collocate le immagini pittoriche, e non solo quelle pittoriche.

La mostra di Verona

Nel catalogo della mostra (*Il Settimo Splendore. La modernità della malinconia*), che si è tenuta a Verona, a cura di Giorgio Cortenova [49], da marzo a luglio 2007, le immagini riprodotte sono ancora più affascinanti che non quelle della mostra di Parigi, e sono accompagnate da bellissimi saggi critici e storici. Nella introduzione al catalogo Giorgio Cortenova [50] dice splendide cose in ordine alle fondazioni estetiche e critiche del discorso dell'arte sulla malinconia. "Il fatto di essere tristi senza saperne decifrare il perché rappresenta in sintesi la malinconia. Ma come tutte le sintesi anche questa non riesce a contenere l'affiorare continuo, attraverso i secoli, di un ventaglio di ipotesi in cui i termini si moltiplicano, si scontrano e s'incrociano in sintonia con il mutare dei tempi, della storia e della cultura. Poiché la malinconia è peraltro uno stato d'animo e appartiene al vissuto degli esseri umani, alle ipotesi si aggiungono le sensazioni, le esperienze individuali, i tepori o invece le asprezze. Cosicché la nebbia avanza e si diffonde e l'idea dell'arcipelago in cui la malinconia si frantuma e si moltiplica deve lasciare il posto alla molto più estesa ed incerta idea di una nebulosa in continua trasmigrazione nell'universo e con l'universo." Sono immagini, e metafore, che colgono l'essenza fenomenologica della malinconia, e che si accompagnano alla sua articolazione storica. "Intanto la malinconia, che è già trasmigrata dalle pagine di Aristotele a quelle di Petrarca e di Michelangelo, ed è atterrata sulla luna leonardesca e sulle rive dell'Istro di Hölderlin, ha cambiato molte vesti ma è rimasta se stessa: ha fatto i conti con sistemi politici, culturali e sociali di diversa identità, ma è rimasta se stessa malgrado qualcuno le tiri le vesti verso l'antica accidia e qualcun altro la voglia sposare all'ansia depressiva. Mentre lei, la musa malinconica, è tutt'altra cosa e forse anche il vecchio Dürer in cuor suo lo sospettava."

La fragilità della malinconia, la natura misteriosa delle emozioni che da essa rinascono, la sua molteplice costellazione semantica, sono testimoniate da queste sue ulteriori considerazioni: "L'enorme confusione di termini, di definizioni e di referenzialità, cresciuta intorno alla dea del pensiero riflessivo e, guarda caso, spesso solo solitario, deriva probabilmente dalla fragilità stessa del termine che ne costituisce però il senso: nasce insomma dalla misteriosità di quel languore che ti avvolge e di quella felicità che ti attenta, se proprio non può possederti, e che dal languore stesso prende forma"; e la impossibilità di decifrare cosa essa sia, rende la malinconia tanto debole da lasciarsi frantumare, e inoltrare nel baratro della patologia clinica.

Il catalogo

Quali immagini meglio esprimono la presenza della malinconia nei volti e nei gesti, negli stati d'animo e nei paesaggi dell'anima? Ne vorrei citare alcune: quella di Giorgione, *Ritratto di giovane*, 1503, che testimonia di una malinconia dolorosa e straziata, e della quale, ancora, ha scritto cose bellissime Giorgio Cortenova: "...una solitudine che non ha ragione d'essere, e una malinconia che non ha origini tangibili, ma solo è alimentata dal soffio di un enigma che si sfrangia nello spazio in cui la mente si posa e in cui lo sguardo si perde; ...e d'altra parte la forma che ormai non è più la raffigurazione relativa di un ideale assoluto, non è la divina, quattrocentesca armonia di Piero o il miracolo che Michelangelo rintraccia in quella materia che peraltro 'brutalmente' l'occulta; ...e infine la luce che non sintetizza ma dissolve, e nel dissolvere compenetra ed emigra, 'scalando' centimetro dopo centimetro gli incarnati non più intangibili e ideali, e invece ammorbiditi nel brivido dei sensi e pronti ad accogliere i turbamenti del pensiero: così Giorgione promuove la vicenda di un'arte che non rassicura e in cui la forma comincia a naufragare, non più trattenuta dal disegno o dal confine del segno che ne traccia i limiti".

Ci sono altre immagini nelle quali il fiume della malinconia scorre ora con fluide ora con lente scansioni ma sempre con affascinate risonanze emozionali. Così, quella di El Greco, *San Francesco e fra' Leone meditano sulla morte,* XVI secolo, che è una malinconia fredda e prosciugata; la *Maddalena addolorata*, 1605-1606, di Caravaggio, che è reclinata in una assorta e arcana meditazione senza mostrarci il suo volto; le due tele di Domenico Feti, *Malinconia*, 1620, e *Santa Maria penitente,* 1630, divorate da una sgargiante malinconia che non ha paura della morte; la figura di una malinconia estenuata e riarsa come quella, *Vanitas,* 1630, di Trophine Bigot; e quelle di Arnold Böcklin, *Melancholie*, 1871-1872, e *Vestalin,* 1874, che ci parlano di una malinconia aspra e febbrile. Fra le immagini contemporanee vorrei citare quelle di Giorgio de Chirico che sono impregnate di atmosfere misteriose e stupefatte, arcane e metafisiche, aride e spettrali, e si condensano in un silenzio desertico e lacerante: in una malinconia ghiacciata e scarnificata nella quale nulla si muove in un tempo astratto e immobile.

Seguendo le figure pittoriche di questo straordinario catalogo si colgono le infinite immagini della malinconia: le sue metamorfosi tematiche che ci consentono di analizzare e di decifrare cosa avvenga nei volti e nei gesti, nei sorrisi spezzati e nelle lacrime trattenute, quando la malinconia scenda nella nostra anima. Le parole sono necessarie nell'esprimere le nostre emozioni, così fragili e così fuggitive, nel loro nascere e nel loro morire, e anche nel descrivere le emozioni degli altri, ma non sempre bastano; e sono allora le parole silenziose e immobili del corpo vivente, dei volti, del pianto e del sorriso, dei gesti, come quelli emblematici della Maddalena di Caravaggio, che ci avvicinano al mistero del dolore dell'anima che è il nocciolo di ogni malinconia.

In questa ricostruzione di stati d'animo le immagini delle mostre di Parigi e di Verona ci aiutano davvero molto: anche nel dilatare le nostre emozioni e nel renderle più palpitanti; nel sottrarle al rischio costante del loro inaridirsi, e del loro spegnersi. Come nel leggere un libro, che abbia vasti orizzonti di senso, qualcosa cambia in noi, nei nostri pensieri e nelle nostre emozioni, così nel guardare un quadro, nell'entrare in un dialogo senza fine con una immagine pittorica, ne sgorga in noi, nelle accensioni della nostra memoria vissuta, qualcosa che ci cambia, e dilata le ali delle nostre attese e delle nostre speranze. Così emozione estetica ed emozione psicologica si intrecciano l'una all'altra in un orizzonte ermeneutico di discorso che sfugga al linguaggio reificato della descrizione clinica.

La Galleria d'Arte Moderna di Torino

La radicale significazione della malinconia nella costituzione delle esperienze artistiche non è solo testimoniata dalle due mostre di Parigi e di Verona ma anche dalla splendida iniziativa culturale avviata da Danilo Eccher, riorganizzando la collezione permanente della Galleria d'Arte Moderna di Torino in sezioni sigillate da alcune grandi linee tematiche: quelle dell'anima, dell'informazione, del linguaggio e della malinconia. Ne sono conseguite nuove occasioni di rilettura critica e di riflessione interdisciplinare fra gli orizzonti ermeneutici della critica d'arte, e quelli delle discipline correlate con i singoli temi. Nella introduzione [58] al catalogo, Danilo Eccher scrive: "Quattro percorsi tematici che ricompongono una nuova ipotesi di unità della collezione permanente GAM, quattro itinerari per accedere a una parte del patrimonio artistico, moderno e contemporaneo, della città di Torino, quattro nuove prospettive per misurare un museo, le sue prospettive, le sue risorse, le sue capacità di dialogo e confronto con altri e differenti saperi". Nel solco di questa riflessione egli, andando al di là di ogni scontato conservatorismo storicistico, scrive ancora: "contrapporre quindi un ordine cronologico a uno tematico risulta una semplificazione banale e piuttosto miope, affrontare invece lo studio e l'analisi della propria collezione da parte di un museo utilizzando tutti gli strumenti possibili, anche quelli più specifici ad altre discipline di studio, significa affrontare una ricca avventura storico-critica, significa accettare ogni segnale od ogni suggerimento per scoprire inattesi significati o coraggiose interpretazioni".

In ordine alle opere, che sono state riunite nel solco tematico della malinconia, risplendono in particolare quelle di Amedeo Modigliani, di Carlo Carrà e di Italo Cremona, di Filippo de Pisis, dalla lacerata storia di vita psicotica, e di Terence Koch; alle quali si aggiungono le sculture, attraversate dalle ombre fuggitive di una elegiaca malinconia, di Giacomo Manzù e di Arturo Martini. Sulla scia della riarticolazione tematica delle sue opere la Galleria d'Arte Moderna di Torino, come il bellissimo catalogo dimostra, si è aperta ad una loro rilettura emozionale ed ermeneutica radicalmente rinnovata.

Il Maestro di Flemalle

Nel descrivere alcune esperienze artistiche, nelle quali la malinconia, la malinconia come categoria dello spirito, mi si è delineata nella sua immediata pregnanza tematica, vorrei incominciare da un'opera arcana e stupenda del Maestro di Flemalle (del 1438): in essa santa Barbara è immersa nella lettura di un libro in una stanza inondata di luce, e di silenzio, e di essa, oggi al Museo del Prado, ha scritto cose ardenti come fuoco María Zambrano [162].

Le sue parole: "Dopo tanti anni d'esilio, sono di nuovo davanti alla *Santa Barbara* del Maestro di Flemalle, che non dico sia stato l'unico quadro, l'unico del Museo del Prado o degli altri musei, che mi abbia accompagnato, che sia stato con me; perché non essendo io pittrice, né avendo preteso di esserlo, ciò che più mi ha accompagnato è stato un quadro che portavo dentro di me".

Le sue parole ancora: "So solo che dovevo andare a vederla e che, a volte, vedevo solo lei nella stessa sala che occupava insieme ad altre opere dello stesso Maestro. Perché mi hai accompagnato per così tanto tempo? Perché continui ad accompagnarmi ora, ora che ti vedo appena, ora che ti ho dentro di me?"; e la sua risposta: "Ti avevo con me perché tu, Santa Barbara del Maestro di Flemalle, sei nella sostanza, sei te stessa; mentre io non sono mai stata me stessa, e se pretendessi di esserlo sarei solo una pazza. Tu non pretendi nulla, sei nel tuo essere, in un interno – cosa non rara nella pittura fiamminga –, dove entra comunque la luce di fuori, in un'intimità non rinchiusa, non ermetica. Tieni un libro in mano, ma non stai leggendo, questo l'ho sempre saputo, né stavi compitando o pensando, né eri in estasi, perché in tal caso avresti perso la padronanza che hai sugli elementi della Natura".

L'immagine della santa si riflette nei segreti sentieri del cuore di María Zambrano: ridestandone indicibili risonanze emozionali. "Santa Barbara sta lì, con in mano un libro che lei non vede, senza pensare, essendo; poiché è una figlia prediletta del Padre che la salvò dal padre terrestre, una figlia amata, messa forse alla prova attraverso un martirio terribile che lei non dà a vedere, come non dà a vedere quanto ha a che fare col martirio subìto, ossia, col potere del cielo, col potere del Padre, con la sua furia quando diventa furioso al punto da non riconoscerti; oppure, al contrario, è capace di inseguire quella che più amava quando crede che gli sia sfuggita. Non so bene la storia di santa Barbara, né pretendo scoprirla ora, si trova in qualsiasi martirologio. Ma non andavo per questo, io andavo per lei, e per lei così com'è in questo quadro, che non poteva cancellarsi dal più profondo del mio essere."

Un linguaggio talora oscuro, e talora insondabile, che ci avvicina al mistero di un volto sul quale si distendono le ombre di una estenuata e sfibrata malinconia: nell'attesa presaga, o inconsapevole, del martirio. Un linguaggio che ci fa capire quante cose si possano dire di una immagine pittorica immersa nella grazia dolorosa di una malinconia gentile quando creazione poetica e formazione filosofica si uniscono in una alleanza conoscitiva che oltrepassa i confini dell'indicibile e dell'invisibile.

Malinconia e solitudine in Friedrich

Solitudine e malinconia si intrecciano nell'opera pittorica di Caspar David Friedrich, e in particolare in una sua tela: *Monaco in riva al mare*, 1808-1810. Nella tela un monaco su di una spiaggia deserta contempla il mare; e le impressioni di tristezza e di solitudine nascono dal contrasto fra l'esile figura umana e la sconfinata immensità del mare. Su questa tela von Kleist [96] ha scritto cose bellissime che vorrei ora citare: "È magnifico volgere lo sguardo, in una infinita solitudine sulla riva del mare, sotto un cielo grigio, verso uno sconfinato deserto d'acqua. Ciò richiede nondimeno che si sia andati là, che si debba tornare indietro, che si desideri passare dall'altra parte, che non lo si possa fare, che si senta la mancanza di tutto l'occorrente per scrivere, eppure si oda la voce della vita nel mormorio della marea, nell'alito dell'aria, nel passaggio delle nuvole, nel grido solitario degli uccelli". Scendendo poi in una analisi tematica della tela egli ancora scrive: "Nulla può essere più triste e inquietante di questa posizione nel mondo: l'*unica scintilla di vita nel vasto dominio della morte*, il solitario centro in un orbe solitario. Il quadro, con i suoi due o tre oggetti misteriosi, sta lì come l'Apocalisse, quasi avesse i *Pensieri notturni di Young*, e poiché, nella sua uniformità e sconfinatezza, non ha altro primo piano che la cornice, è come se a chi lo osserva fossero *recise le palpebre*".

La solitudine, certo, ma anche la malinconia, sgorga da questa immagine pittorica che ridesta inquietudine e smarrimento, stupore e dolorosa sorpresa, ma vorrei chiedermi cosa abbia provato il grande pittore tedesco nel rappresentare un monaco così lacerato dalla infinitudine del mare. Quale angoscia, e quale malinconia, quale disperata solitudine interiore, e quale nostalgia di Dio, si sono alternate nella sua anima? Ci sarà stata in lui la eco di una delle sfolgoranti *pensées* pascaliane: "Il silenzio eterno di questi spazi infiniti mi atterrisce"? Certo, cascate di pensieri e di emozioni senza fine rinascono anche dai meravigliosi paesaggi che Friedrich ha dipinto, in particolare, nel *Mattino sul Riesengebirge,* 1810-1811, e nel *Mare di ghiaccio,* 1823.

Nel catalogo della mostra di Verona così ne scrive Francesca Vianini [148]: "Nelle tele di Friedrich, le minute figure umane, i rami sbrecciati, le sagome d'alberi giganti, i profili d'ombra di cattedrali in lontananza sprofondano nell'infinito. La cosa sorprendente è che tale infinitudine più che scivolare in lontananza, nel limite o confine del paesaggio, disegna la sua dissolvenza nella presenza vicina e mossa dei profili, nei dislocamenti delle traiettorie visuali, nel continuo dinamismo fluttuante delle prospettive aeree o rialzate".

Cosa è mai la malinconia di Friedrich: non è nordica, non è tedesca, è forse orientale? Così ne dice Francesca Vianini: sì, è orientale, ed è orientale lo sguardo che egli rivolge alle cose; non so se sia, questa, una tesi accettabile, o meno, ma senza dubbio è molto bella questa sua conclusione: "La malinconia di Friedrich è questo indugiare sulla soglia con una benda calata sull'occhio destro (*Autoritratto*, 1802)".

La malinconia inquieta di Arnold Böcklin

Questo pittore svizzero è autore di celebri quadri: non pochi sgorgano da una immaginazione concitata e febbrile, e sono immersi in enigmatiche atmosfere emozionali, e nella rievocazione di mondi mitologici. Ma di Böcklin vorrei solo ricordare una tela di fulgida e misteriosa bellezza, *Melancholie* (1871-1872), nella quale è raffigurata la sorella dagli occhi perduti in insondabili lontananze. Sono occhi assorti e ardenti, luminosi e sognanti, smarriti e stupefatti, quasi a chiedere un impossibile aiuto, nei quali si riflette una malinconia dolorosa e ferita dalla vita: una malinconia chiusa ad ogni speranza: una malinconia che è ricerca di solitudine e malattia dell'infinito. Il volto è divorato dal fulgore degli occhi, e degli sguardi, che come meduse affascinano, e pietrificano, i *nostri* occhi, e i *nostri* sguardi, che ne sono come incollati. Sono occhi, e sono sguardi, che si rivolgono all'esterno, verso il mondo, verso il nulla, ma anche verso l'interno, verso l'io, verso la propria finitudine, verso il proprio destino di dolore e di morte. Certo, Arnold Böcklin è stato presto lacerato dalla malattia, dalla perdita dell'amore e dalla esperienza della morte; e questo non si può non riflettere nella bellissima e straziata immagine della sorella.

Le sue opere sono una splendida testimonianza delle stagioni dell'anima che si sono iniziate nel romanticismo, e che hanno lasciato nelle creazioni poetiche e artistiche le tracce indelebili e sfolgoranti della soggettività, e della interiorità, e delle loro sanguinanti ferite.

Radicali, certo, sono le differenze che separano le opere di Böcklin da quelle fragili e impalpabili, evanescenti e umbratili, di un pittore italiano, Daniele Ranzoni, del quale si parla poco, o nemmeno si parla, nei testi di storia dell'arte; ma che coglie in sé, e trasferisce nelle sue tele, immagini indimenticabili di una dolce ed estenuata malinconia che è divenuta malattia depressiva.

Daniele Ranzoni e la malinconia creatrice

La malinconia, e la sofferenza che ad essa si accompagna, si sono radicate nella esperienza artistica di Daniele Ranzoni: ricoverato nel manicomio di Novara, e poi dimesso il 6 maggio 1885. Fra le sue bellissime tele ne vorrei ricordare due nelle quali le luci crepuscolari della malinconia risplendono lampeggianti e struggenti: *Giovinetta in bianco*, 1885, e *Ritratto di Antonietta Tzikos di Saint-Léger*, 1886. La cosa che più risplende nella *prima* tela sono gli occhi scurissimi che si perdono nel bianco luminoso del volto e dell'abito: il bianco è la parola tematica della poesia di Emily Dickinson e di Antonia Pozzi, non lontane (direi) nella loro malinconia dalla giovane donna dipinta da Ranzoni; una malinconia impalpabile e incorporea; una malinconia dolcissima e sognante che ci fa trasalire di nostalgia ferita; una malinconia che si è rispecchiata nella eterea immagine di una fragile adolescente.

Nella *seconda* tela è dipinta una figura femminile dagli occhi fermi e sicuri di sé; e dal catalogo [99] della mostra *Da Canova a Modigliani. Il volto dell'Ottocento*, tenutasi a Padova dall'ottobre 2010 al febbraio 2011, vorrei stralciare la scheda dedicata alla bellissima tela. "La baronessa appare in una posizione lievemente arretrata rispetto al primo piano e si presenta stranamente vulnerabile e completamente priva del suo carattere volitivo e tenace che ha contraddistinto la sua esistenza fatta eccezione per un guizzo degli occhi che si riverbera nel suo sguardo"; e ancora: "La pennellata è vibrante ma scarna, la gamma cromatica risolta con minime variazioni di colore che impalpabilmente si sfaldano in prossimità del viso il quale mostra, invece, una consistenza più compatta e una flebile reminiscenza del chiaroscuro di derivazione accademica". Un velo di malinconia mi sembra distendersi su questo che è uno degli ultimi grandi ritratti psicologici di Ranzoni: moriva nel 1889.

Malinconia e raccoglimento

Sulle tele di Ranzoni, sulla malinconia e sul romanticismo che le hanno ispirate, ha scritto pagine bellissime G.E. Morselli [116]: "Malinconia e raccoglimento, solitudine creativa contrassegnano il messaggio ranzoniano. Forse solo i disperati versi d'un Corazzini potrebbero adattarglisi: 'Voglio dirti in segreto / della dolce follia che mi fa triste...'. Ho detto solitudine di Ranzoni perché poche opere sono più interiorizzate di quelle ranzoniane; bisogna ricorrere forse a Leonardo, ai misteriosi volti delle sue donne, per fare un paragone, e tuttavia nessuna pittura è più universale, aperta sul mondo". Ma poi egli scrive: "Il ricordo di Leonardo non vuole essere convenzionale: le donne ranzoniane, possedute da nostalgiche malinconie, appaiono sorelle delle donne leonardesche, immerse come sono, grazie allo sfumato ranzoniano che lascia penetrare la luce nel colore e nel corpo delle cose, in una surreale atmosfera di crepuscolo".

Non potrei non citare ancora le parole leggere e profonde con cui G.E. Morselli commenta la creatività ranzoniana: "Nessun compiacimento o esibizione, nessuna eloquenza nella pittura ranzoniana; essa raffigura ciò che non è spaziale: i silenzi, le inquietudini, gli interrogativi, le rarefatte atmosfere dello spirito, servendosi di volti femminili, per lo più sofferenti o malati, al limite tra la realtà e il sogno". Nel concludere le sue riflessioni sulla pittura di Ranzoni, egli dice che la malinconia ha collaborato fortemente con il suo genio, e che, fra le opere composte fra il 1880 e il 1889, le più belle e le più affascinanti, le più ricche di pathos personale, sono state dipinte dopo il 1885: l'anno in cui la malattia, la malinconia clinica, si è scompensata.

Malinconia e angoscia

Dalla malinconia mite ed incorporea, radicata nelle falde profonde dell'io, di Daniele Ranzoni *alla* malinconia immersa nella divorante angoscia di Otto Dix.

La malinconia si intreccia alla angoscia in modi quanto mai diversi, e camaleontici, e la cosa si constata anche nelle immagini pittoriche. L'angoscia ha radici corporee molto più profonde che non quelle della semplice malinconia; e le figure di Otto Dix, un pittore tedesco del primo Novecento, sono impregnate di questa alleanza fra malinconia e angoscia.

Di intensa pregnanza espressiva sono due sue composizioni che si ritrovano nel catalogo [48] di una mostra che si è inaugurata a Verona nel 2003: la prima, del 1924, è *Madre e bambino*, e la seconda, del 1932, è *Nudo di donna*. La prima è la più radicale nell'associare malinconia e angoscia, e nel mettere in evidenza i modi di essere di un corpo che grida nel silenzio e nella disperazione. La madre tiene fra le braccia il suo bambino, e nel suo volto raggrumato, e deformato, nei suoi gesti raggelati in una stupefatta immobilità, si colgono le tracce di una tristezza e di una angoscia laceranti. L'attesa (forse) della morte ne esaspera il dolore. Il volto del bambino ha occhi azzurri smisuratamente grandi che guardano nel vuoto, e il corpo, nella sua denutrita incorporea leggerezza, e nella trakliana azzurrità del vestito, ha la sagoma geometrica e straziata di una vita sospesa: di una vita che non è più vita. Le figure della madre e del bambino si affiancano l'una all'altra nella rappresentazione di esistenze lacerate dalla indigenza, e dalla perdita della speranza, e la innocenza ferita del bambino rende ancora più dolorosa la solitudine, e la richiesta impossibile di aiuto, della madre. Sono impressioni, queste, ampliate ed esasperate dal colore, quello del sangue, che dilaga non solo sulla parete ma sul volto, e sul vestito della madre, destando intense risonanze emozionali sulla scia di immagini di tristezza e di angoscia in una crudele simbiosi espressionistica: estranea ai paradigmi della bellezza figurativa. Ma in queste immagini non si può non cogliere la deliberata intenzione di una radicale critica sociale nei riguardi di un mondo allora, e non solo allora, dominato da profonde e intollerabili ingiustizie sociali. (Sulla linea di questa, ma con una più febbrile connotazione espressionistica, si colloca una sua altra composizione, *Melancholie,* del 1930.)

Cosa dire invece della sua seconda opera che rappresenta una eterea figura femminile perduta nella diafana leggerezza del volto e del corpo? Le sue mani, dipinte con una grande delicatezza, sembrano indicare raccoglimento interiore nel contesto di una malinconia che si accompagna alla dissolvenza anoressica del corpo. Nella immagine di questa giovane donna dal sorriso enigmatico, e dal corpo consumato, mi sembra di cogliere la traccia dolorosa e inconfondibile di una forma di vita anoressica. (A questa figura femminile vorrei sovrapporne un'altra [28], che è stata composta da Otto Dix con tecnica mista su carta, nel 1932, e nella quale la incorporeità è ancora più accesa, e nel volto, negli occhi perduti in una inavvicinabile lontananza, si ritrova una tristezza ancora più elegiaca e smarrita.)

La fantasia creatrice del pittore tedesco si è (così) manifestata in composizioni radicalmente diverse nella loro fenomenologia: nelle une la malinconia si è associata alla angoscia, e si è incarnata in immagini corporee dolorose e crudeli, e nelle altre la malinconia si è allontanata da ogni traccia di angoscia, e si è ripiegata in una dolente incorporeità.

Le relazioni fra arte e psicopatologia

In ordine alla storia e alla archeologia del problema delle relazioni fra esperienze artistiche e malinconia non potrei non ricordare le fondamentali ricerche di Klibansky, Panofsky e Saxl che sono confluite nel loro celeberrimo libro [97]. Nel contesto di splendide riflessioni, immerse in una sconfinata documentazione iconografica, si sostiene che il termine di malinconia abbia avuto in origine un significato scientifico, e che solo in seguito sia venuto assumendo quello di stato d'animo. La sfera semantica della malinconia ha ora sia il significato scientifico sia quello metaforico, e poetico: cosa che si rispecchia, direi, nella distinzione fra depressione che è malattia, e malinconia che è stato d'animo.

(Vorrei risottolineare, in ogni caso, come ci siano reciproci sconfinamenti dalla malinconia alla depressione, e da questa a quella.) Ma questo libro davvero straordinario si confronta soprattutto con il problema delle correlazioni fra malinconia ed esperienza creativa, e in particolare con il problema storico e critico del passaggio dalla nozione di malinconia "poetica" a quella di malinconia che si fa premessa di creazione artistica. Un passaggio, questo, che si è delineato nella sua forma più evidente quando la "mérencolie mauvaise", così definita dagli autori del quindicesimo secolo che la consideravano un male, è stata poi rivalutata come esperienza dotata di senso: come esperienza creativa.

(Non è sempre possibile risalire *dalle* immagini pittoriche malinconiche *alle* condizioni psichiche di chi le abbia composte. Questo non esclude che grandi artisti, lo ha sostenuto uno psichiatra tedesco, Volker Faust, in un suo libro [62] di grande rigore scientifico, abbiano sofferto di disturbi affettivi, ed egli cita fra questi: Arnold Böcklin, Paul Cézanne, Albrecht Dürer, James Ensor, Caspar David Friedrich, Vincent Van Gogh, Francisco Goya, Wassily Kandinsky, Édouard Manet, Michelangelo Buonarroti, Amedeo Modigliani, Edvard Munch, Pablo Picasso, Rembrandt, Auguste Renoir, e Leonardo da Vinci. Non sono citati in questo elenco, ma avrebbero dovuto esserlo, direi, Francis Bacon, Giorgio de Chirico, Alberto Giacometti e Daniele Ranzoni. Ma di disturbi affettivi, dice ancora Faust, hanno sofferto grandi musicisti, come Johannes Brahms, Fryderyk Chopin, Wolfgang Amadeus Mozart, Arnold Schönberg, Franz Schubert, e Robert Schumann; e grandi poeti, e scrittori, come Charles Baudelaire, Lord Byron, Charles Dickens, Goethe, John Keats, Heinrich von Kleist, Thomas Mann, Francesco Petrarca, Marcel Proust, Rainer Maria Rilke e Torquato Tasso. Ci sono anche filosofi, scienziati, e politici, ad avere sofferto di disturbi affettivi; e l'elenco, che ne viene fatto, è davvero impressionante, e d'altra parte la serietà delle fonti, a cui lo psichiatra tedesco si richiama, non può essere contestata. Certo, nella definizione di disturbi affettivi rientrano depressione e malinconia, malinconia clinica e malinconia leopardiana.)

Melancholia

Vorrei svolgere ora qualche considerazione sulla malinconia come parola tematica di esperienze filmiche alle quali non possa essere negata una radicale connotazione creativa. (Non mi allontano dalla linea di discorso di questo capitolo incentrata sulle interconnessioni fra stati d'animo, quelli della malinconia, e dell'angoscia, *e* immagini, a loro volta, creatrici di emozioni.)

Ci sono film immersi nei laghi ora limpidi ora oscuri della malinconia che scendono nella nostra anima affascinandola, e fra questi non potrei non ricordare ancora *Il posto delle fragole* di Ingmar Bergman con le sue splendide immagini trascoloranti nella loro cifra emozionale dalla malinconia alla nostalgia. Sia la malinconia sia la nostalgia, emozioni sorelle sconfinanti l'una nell'altra, vivono del passato, e nel passato, ma in modi diversi che dal film rinascono luminosi e struggenti. Nella malinconia si vive di un passato doloroso, di un passato incrinato da colpe che non conoscono sempre il perdono, di un passato che nel deserto della speranza ha straziate tentazioni di suicidio. Nella nostalgia si vive di un passato stregato e ferito dalle cose che potevano essere, e non sono state, di un passato che non si chiude al futuro, di un passato dal quale si levano in volo sciami di ricordi che sono stelle filanti.

Nel corso del bellissimo film di Bergman Isak Borg, il grande medico giunto alla fine della carriera e della vita, oscilla fra queste due esperienze emozionali: la malinconia sorgente di dolore e di solitudine, di chiusura agli altri e di perdita di speranza, e la nostalgia che recupera nella speranza il passato dell'infanzia e dell'adolescenza. Sarà la nostalgia ad attenuare, e a cancellare, le spine dolorose della malinconia, e a fare riscoprire a Isak Borg i valori della comunione e della solidarietà: dell'attesa e della speranza. La realtà e il sogno si alternano in scene luminose dalle quali risaliamo alla ricerca della nostra vita interiore, delle penombre dolorose e luminose che abbiamo attraversato, del tempo perduto che è divenuto tempo ritrovato. Un film che ci fa riconoscere le tracce della malinconia e della nostalgia, della gioia e della speranza, che risplendono, e si alternano, nei volti e nei paesaggi dell'anima. Un film che ci confronta con le cose essenziali della vita, quelle dell'amore e dell'amicizia, che ci allontanano dalle aridità e dalle illusioni, e con le cose inessenziali che ci ammaliano, e rapidamente svaniscono: come le braci agonizzanti nel romanzo di Sándor Márai. Sono immagini, il discorso infinito delle immagini, che, in modi diversi da quelle pittoriche, si fanno ugualmente mediatrici di emozioni, e di conoscenza di emozioni, in una vita, come la nostra, così facilmente perduta lungo i sentieri della solitudine e della indifferenza, della inerzia e della ragione calcolante. (Certo, Ingmar Bergman ha conosciuto nella sua vita le ombre di una malinconia che è divenuta depressione, e che l'ha condotto a degenze in psichiatria; e nei suoi film non è infrequente la presenza di una condizione malinconica, che scende sulle persone e sulle cose, immergendole in atmosfere sognanti e incrinate dal dolore. Non si può entrare nel mondo filmico, arcano e struggente, di Bergman senza guardare alla malinconia come alla incandescente stella polare della sua immaginazione creatrice.)

La malinconia, una malinconia acerba e crudele, una malinconia che nulla ha a che fare con la nostalgia, una malinconia che sgorga oscura e inconoscibile dagli abissi dell'anima, una malinconia divorata dall'angoscia psicotica, e dal delirio, è invece la cifra tematica di un film, *Melancholia*, di Lars von Trier, che fa nascere emozioni ambigue e contraddittorie. (Il film si articola in due parti: della prima è protagonista Justine, e della seconda Claire: due sorelle dalla psicologia radicalmente diversa.)

Nella prima parte è tematizzata una festa di matrimonio immersa in una atmosfera di spensierata felicità che in breve tempo si dissolve. Justine, la giovane bellissima sposa, tanto estroversa nella vita sociale, quanto lacerata nella vita interiore, si allontana psicologicamente da tutti. Una angoscia improvvisa ne rende discordanti i comportamenti che sono conseguenza di una radicale metamorfosi psicotica. Nulla più la interessa, nulla più la lega al marito, e, immersa in una desertica solitudine, è consumata dalla fiamma divorante della disperazione. Il marito la lascia, e nella grande villa non rimangono se non Claire, il marito e il loro bambino, e Justine sempre più stravolta dalla esperienza psicotica che ne cancella la bellezza, la giovinezza, e la vita matrimoniale. Ma un avvenimento imprevedibile e terrificante ricollega la esperienza personale di Justine ad una catastrofe universale. Un enorme pianeta azzurro si avvicina silenziosamente alla terra, destinata ad esserne frantumata, e il suo nome è *Melancholia*: è la malinconia degli uomini che si fa pianeta nel distruggere il nostro mondo; in una vertiginosa ed enigmatica metafora che, sconfinando nella oscura indecifrabilità del delirio, universalizza l'esperienza umana della malinconia.

Nella seconda parte la protagonista è Claire, una donna normale, in un mondo trafitto dalle convenzioni e dalla follia. Continua ad essere accanto alla sorella, guarda angosciata, benché il marito le dica di stare tranquilla, il pianeta azzurro che si avvicina alla terra. Sono le ultime ore che precedono la fine del mondo: una fine del mondo ormai inevitabile: una fine del mondo che mi fa pensare alle analoghe esperienze che si hanno negli esordi di emblematiche esperienze psicotiche. Il pianeta azzurro, il colore della speranza perduta, si accosta sempre più alla terra, e la musica stregata del *Tristano e Isotta* di Richard Wagner ne accompagna la discesa. Il marito di Claire sceglie di morire; e le due sorelle si confrontano con la morte in modi dilemmaticamente diversi: Justine nella ghiacciata indifferenza che è in ogni condizione psicotica, e Claire nella disperata ricerca di una salvezza che si converte infine in rassegnazione, e in attesa della morte. La malinconia di Justine, la sua infelicità, e la fragile felicità di Claire, la sua tenerezza, sono ugualmente cancellate dal pianeta che porta alla fine del mondo; e di questa fine Justine dice di non avere alcun rimpianto.

Non potrei non dire come la malinconia di Justine sia splendidamente descritta dal regista danese nella sua fenomenologia, e nelle sue metamorfosi, nella sua impenetrabile solitudine autistica, ma è una malinconia psicotica: una malinconia che delira. La malinconia fa parte della vita, ne è una struttura portante, ne cresce vertiginosamente la frequenza, e nondimeno come non considerare fantasmagorica, o fantascientifica, l'immagine, sia pure metaforica, di una malinconia che diviene planetaria, e si fa portatrice di morte? In ogni caso, anche se von Trier sostiene di essersi ispirato nella rappresentazione di Justine alle sue proprie personali esperienze depressive, quelle di Justine sono esperienze francamente deliranti, e inquietanti ombre irrazionali si intravedono nella equivalenza, anche se metaforica, fra malinconia individuale e malinconia planetaria. Ma di queste associazioni immaginarie, di queste associazioni impossibili, di questi frantumi di delirio, di questo delirare, il film diviene straordinaria e angosciante testimonianza.

Così, in questi due film, radicalmente diversi nelle loro qualità tematiche e nelle loro parabole semantiche, l'esperienza della malinconia si viene svolgendo lungo il dilemmatico sentiero di una malinconia incrinata dal dolore ma trasfigurata dall'anelito alla comunione, e dalla speranza, *e* di una malinconia sommersa dall'angoscia psicotica, e dalla oscura infelicità, di una malinconia risucchiata nel gorgo dell'isolamento, e nella perdita di ogni aspirazione dialogica, di una malinconia che è presentimento, e annuncio, della morte: della morte come destino di insignificanza al quale non si può sfuggire sia vivendo sia morendo. La fine del mondo incombe sulla nostra vita, l'umanità non ha speranza, e l'apocalisse ne è la sua meritata conclusione. Questo, forse, il terribile messaggio del regista danese che alla depressione attribuisce orizzonti di senso ad essa radicalmente estranei: incapace di intravederne il valore di richiamo ad una vita di solidarietà, e di comunione nel dolore e nella speranza. Anche il delirio affascina, certo, e questo film ne è testimonianza: ci fa guardare negli abissi del nonsenso, e ci invita nondimeno a guardare sempre avanti, come dice la parola fulminante di Georg Trakl, verso le stelle che non sono il pianeta azzurro del film.

Un discorso interdisciplinare

In questo mio discorso, frastagliato e camaleontico, perduto talora in sentieri interrotti, non ho voluto se non seguire, in una prospettiva interdisciplinare, gli andamenti di una esperienza emozionale di una così radicale importanza, come è quella della malinconia, non solo in psichiatria, ma anche nelle molteplici forme di espressione artistica e letteraria. (Solo l'angoscia, fra le infinite formazioni emozionali della vita, ha importanza analoga a quella della malinconia nell'influenzare gli infiniti modi di essere e di vivere, e anche di morire.) Sia pure muovendo da orizzonti di senso così lontani, e almeno apparentemente così inconciliabili, con quelli della critica d'arte, o della critica letteraria, la psichiatria non abdica alla speranza di dire qualcosa che aiuti non alla comprensione dei valori formali, strutturali, di un'opera letteraria, o di un'opera artistica, ma alla comprensione dei significati emozionali, e umani, che si nascondono in esse, e nella vita interiore di chi le abbia composte. Ma le opere d'arte aiutano la psichiatria a conoscere meglio gli sconfinati orizzonti delle emozioni, e delle loro forme di espressione, che nei volti e nei gesti, nei paesaggi dell'anima, si condensano, e si fondono, in arcobaleni impensabili ai linguaggi e ai modi di guardare della psichiatria clinica.

Ogni radicale creazione artistica si fa mediatrice, e generatrice, di risonanze emozionali che la vita di ogni giorno tende a rimuovere, e che dilatano vertiginosamente i confini della nostra anima. Ci immergiamo, così, in relazioni palpitanti di vita con quelle che sono state le emozioni, e l'immaginazione, degli autori delle opere d'arte; partecipando del loro dolore e della loro tristezza, della loro angoscia e della loro inquietudine, della loro gioia e delle loro speranze. Certo, lo ripeto, ci possono essere discordanze fra le emozioni che proviamo noi e quelle che si sono accompagnate alla realizzazione delle opere d'arte. Ma questo è il destino di ogni creazione artistica, e letteraria ovviamente, che non può non ridestare in ciascuno di noi emozioni, e interpretazioni, diverse: correlate con le nostre sensibilità, e con la nostra intuizione. Ma ci sono creazioni artistiche nelle quali, come nei quadri di Giorgio de Chirico, è possibile cogliere una malinconia ghiacciata e stupefatta (*Malinconia*, del 1912, e *Le Muse inquietanti*, del 1918, in particolare) che non è solo quella che noi proviamo, ma anche quella che de Chirico ci dice, nella pagina di un suo racconto (*Il signor Dudron*), di avere sperimentata nella sua vita.

Direi, allora, che in ogni creazione artistica non si può fare a meno di ricercare la significazione tematica della malinconia nella fondazione ermeneutica di creazioni artistiche: come sono state quelle che ho cercato di descrivere.

III. Inedite forme di esistenza creativa

Vieni tu, ultimo, ch'io riconosco,
nelle fibre del corpo insanabile dolore:
come arsi nello spirito, ecco ardo
in te; a lungo il legno ha rifiutato
di assentire alla fiamma che tu attizzi,
ma ora io ti alimento e ardo in te.
La mia mitezza di qui, alla tua rabbia,
si fa rabbia d'inferno, non di qui.
Puro ormai da progetto e da avvenire,
salii sull'alto rogo del soffrire, sicuro
che questo cuore vuoto di sostanza non vale
a comperare un lembo d'avvenire.
Sono ancora io che qui ardo inconoscibile?
Ricordi non trascino in queste fiamme.
O vita, vita: Essere-fuori. Ed io
nella fiamma. Nessuno mi conosce.

Rainer Maria Rilke, *Poesie sparse* [130]

1. La poesia che nasce dalle ferite dell'anima

La psichiatria non si può mai imbalsamare e pietrificare in un discorso esclusivamente diagnostico e descrittivo; ma si deve rinnovare senza fine nell'analisi della interiorità, e delle espressioni emozionali, dei pazienti, e solo questo consente a chi fa psichiatria di cogliere, o almeno di intravedere, la originalità e la creatività che si accompagnano al dolore, alla sofferenza psichica, anche in persone che non abbiano se non latenti disposizioni creative.

Le esperienze creative in psichiatria

L'immergermi nel mondo della psichiatria, scienza umana e non solo scienza naturale, mi ha consentito di constatare come la sofferenza psichica possa accompagnarsi ad esperienze creative, ad esperienze poetiche, originali e struggenti, inedite e folgoranti: come quella di Benedetta, una giovane donna completamente estranea ad ogni angoscia psicotica, e solo radicata nei problemi di una fenomenologia anoressica; come quella di Margherita, una giovane schizofrenica divorata da una mortale fatica di vivere; e come quella di Ellen West: una giovane schizofrenica anche lei, descritta da Binswanger. Sono poesie che non si possono leggere se non con partecipe attenzione, e nella straziata consapevolezza che sono poesie sottratte al dolore, e alla solitudine: alla fatica di vivere. Sono poesie che ci fanno pensare ancora una volta agli oscillanti confini fra normalità e malattia, fra sanità e sofferenza, e ai valori umani che sono presenti fragili e luminosi in ogni condizione umana solcata dall'universo del dolore. Sono poesie che dovremmo valutare, ovviamente, non nei loro aspetti tecnici e formali ma in quelli emozionali e tematici: nei loro originali orizzonti di senso. Sono poesie che ci insegnano molte cose in ordine alla sensibilità e alla fragilità che sempre si intrecciano alla sofferenza.

La poesia è attesa sulla soglia

La poesia, quando nasce dal cuore, e quando testimonia qualcosa di essenziale in quello che noi siamo nella nostra vita interiore, nelle emozioni che in essa si muovano, ci avvicina al mistero del dolore e della gioia ferita con una pregnanza semantica che il discorso logico non ci consentirà mai. Così, temerariamente, mi sembra di intravedere nelle poesie di Benedetta, di Margherita e di Ellen West un poco di quello che si rivive nella grande poesia lirica, e che nei suoi sconfinati orizzonti di senso risplende nelle parole scritte da Hermann Broch in uno dei romanzi più sconvolgenti del secolo scorso [34]: "Perché poesia è veggente attesa nella penombra, poesia è abisso che sa della penombra, è attesa sulla soglia, è comunione e insieme è solitudine, è promiscuità e paura della promiscuità, così casta come il sogno del gregge dormiente, e tuttavia paura dell'impudicizia: oh, poesia è attesa, non è ancora partenza, ma perenne congedo".

Non lontana da questa vertiginosa riflessione sulla poesia di Hermann Broch mi sembra essere quella ugualmente, e diversamente, vertiginosa di Paul Celan [41]: "Signore e signori, la poesia. Questo infinito parlare della pura mortalità e dell'invano". Le riflessioni sulla poesia di questi due straordinari pensatori-poeti, così si possono definire, hanno ovviamente a che fare con la grande poesia; ma mi è sembrato giusto richiamarmi ad esse anche a proposito di poesie che nascano da esistenze ferite come sono quelle di Benedetta, di Margherita e di Ellen West. Una scintilla, o una goccia, di originalità creativa, intessuta di un dolore che nella sua profondità e nella sua radicalità è solo loro, si nasconde nelle poesie di queste giovani donne.

Il dolore dell'anima

Il dolore, il dolore dell'anima, non può non essere premessa ad ogni conoscenza e ad ogni creazione poetica che ridesti risonanze emozionali profonde. Lo diceva Simone Weil, e prima di lei Giacomo Leopardi: esistenze separate da una cascata infinita di anni, e nondimeno l'una vicina all'altra nella conoscenza del dolore che è anima della malinconia, e della poesia. Sono parole, le loro, dalle scie luminose e lunari che testimoniano della presenza in ogni condizione umana di ferite sanguinanti: difficili da risanare, e talora salvatrici. Sono parole, quelle di Leopardi e di Simone Weil, che mi consentono di pensare, in un vertiginoso cambio di prospettiva, al dolore di Benedetta che nasce da una condizione di vita segnata dalla ricerca impossibile di una consonanza emozionale con il proprio corpo, e al dolore di Margherita, e di Ellen West, che sgorga da una condizione di lacerante dissonanza psicotica con il proprio io, e con il proprio mondo.

Il dolore, un dolore lacerante e radicale, è parola tematica dei grandi romanzi di Sándor Márai, e in particolare di quello [107] che non si finisce mai di rileggere: stregati dal fascino di una narrazione che ci confronta con i sentieri imprevedibili del destino al quale siamo enigmaticamente legati. Nel suo ultimo romanzo tradotto in italiano [108] le ombre del dolore dilagano, sì, inarrestabili, ma lo scrittore ungherese ne dichiara le intermittenze, e la possibile rimozione. "Il dolore è passato. La vita l'ha trasformato in qualcos'altro; dopo averlo provato, dopo aver singhiozzato, lo si nasconde agli occhi del mondo, imbalsamato come una mummia da custodire nel padiglione funerario dei ricordi"; e ancora: "Il lutto è già dare senso, una ragione e una pratica. Ma il dolore un giorno si trasforma, la vanità e il risentimento insiti nella mancanza si prosciugano al fuoco purgatoriale della sofferenza, e rimane il ricordo, che può essere maneggiato, addomesticato, riposto da qualche parte. È quel che accade a ogni idea e passione umane". Non è questo il destino del dolore che ha le sue radici nelle ferite dell'anima, e che resiste ostinatamente al drago dell'oblio.

Benedetta

Le poesie che Benedetta ha scritto sono molto belle, e nel pubblicarne alcune, ovviamente con il suo consenso, vorrei che si avesse coscienza delle sconfinate sorgenti di sensibilità e di grazia nascoste in esistenze, come la sua, ferite dal dolore e dalla anoressia. Non c'è condizione anoressica che non sia legata alla adolescenza, alle crisi nella esperienza soggettiva del corpo che si ha in essa, e allora a questo problema vorrei consegnare qualche considerazione che riguardi non questa, o quella, adolescenza, ma l'adolescenza in generale. Certo, non vorrei andare alla ricerca dei motivi che possano concorrere alla insorgenza di una fenomenologia anoressica, ma solo illustrare il contesto, quello adolescenziale, nel quale essa si viene delineando.

L'adolescenza

Ogni adolescenza è trascinata dinanzi al vortice delle scelte dilemmatiche fra le esigenze personali, e quelle che la società propone, o impone, e ancora fra l'accettazione delle modificazioni del corpo che in essa tumultuosamente avvengono, e il loro rifiuto.

(Come non c'è solo il tempo dell'orologio, ma c'è anche il tempo interiore, il tempo vissuto, così non c'è solo il corpo-cosa, il corpo-oggetto, ma c'è anche il corpo-soggetto, il corpo che vive, il corpo che significa, e ci mette in relazione con il mondo degli altri; e dell'una e dell'altra dimensione del corpo è necessario avere coscienza. Certo, parlare di un corpo, che si apre al mondo, significa trascendere l'idea di un corpo chiuso e murato in se stesso, e riportarlo alla categoria della intersoggettività. La soggettività si dischiude alle *altre* soggettività non solo mediante la parola ma anche mediante il gesto che è il modo di esprimersi del corpo. Sono considerazioni di matrice fenomenologica, queste, che il discorso [110] di Maurice Merleau-Ponty rimette in drastica e folgorante evidenza.)

L'adolescenza è cambiamento: cambiamento del corpo e cambiamento del mondo in cui il corpo è immerso. Nella adolescenza, ancora più che non nella età adulta, si è nel mondo attraverso il corpo, e mediante il corpo, e in essa il corpo si trasforma radicalmente: divenendo *altro* da quello della infanzia. Il conflitto è fra il modo di essere del corpo infantile, che non si vuole perdere, e il modo di essere del corpo adolescenziale, che incombe come realtà desiderata e rifiutata; e si assiste alla insorgenza di una angosciata ambivalenza nei confronti della metamorfosi del corpo che si apre alla vita sessuale, alla maturazione psichica e somatica, smarrendo l'immagine fragile ed eterea, indifferenziata, del corpo della infanzia. Questo conflitto fra il corpo vissuto nella infanzia, e quello vissuto nell'adolescenza, è la premessa alla insorgenza di una condizione anoressica; e il corpo, le sue modificazioni e le sue metamorfosi, costituiscono il tema dominante con cui si confronta ogni psicoterapia indirizzata alla cura delle condizioni di sofferenza anoressica. Questo è il contesto adolescenziale nel quale si formano le esistenze anoressiche che assumono poi andamenti sintomatologici diversi contrassegnati da una comune modificata percezione del proprio corpo, e da una acuta sofferenza psicologica, e umana; e queste sono le premesse alle non comuni esperienze creative che si manifestano in una giovane anoressica come Benedetta. Non c'è alcuna malattia in lei ma solo una condizione anoressica che fa parte della vita, e che maieuticamente ne dilata le innate e latenti attitudini creative.

Le poesie

Non potrei iniziare la illustrazione delle sue poesie senza citare queste sue parole: "Strappo le pagine quando mi sembra di non aver iniziato bene il quaderno nuovo. Ed è subito lì un'altra pagina in attesa di un altro inizio. Può darsi così che debba iniziare tante volte. Potrò farlo finché avrò pagine, prime pagine da strappare. Anche l'ultima pagina diventerà una prima pagina, ma quello non sarà più un quaderno da iniziare, ma un quaderno che finisce. Dentro di me un mondo senza parole e nessuna voce rompe il silenzio degli sguardi che soli restano a dire".

La fiamma che si spegne

Un dolore acuto e straziante rinasce dalle immagini di questa poesia:

"Il male, / orrendamente invisibile, / non mi lascia possibilità di sopportarne altro. / Vuoto dell'anima, / tacere del sentimento, / buio che si allaga come inchiostro / nell'acqua trasparente. / Indolenza, / gelo che taglia, / senza fiato, / soffoca. // Mi avanza tra le mani la disillusione: / goffe mani che non sanno prenderla. / È già dolore che sfama altro dolore, / e altro dolore. / Dolore che ha sempre fame, / si nutre anche di briciole / che trova qua e là, / e non si sazia".

Un dolore che divora speranze e attese, desideri e illusioni, un dolore lancinante e dilagante, un dolore che la rende inquieta, e la logora, un dolore che genera sempre nuovi dolori.

Alla poesia si accompagnano brani in prosa che hanno febbrili scansioni tematiche; come queste: "Anime che si ritirano impaurite. Dolorosa scelta. Non poter più muovere le ali non annienta il desiderio del volo. Solo illusione che si spegne nella più cupa delusione, per se stessi, per la propria fragilità, per la propria debolezza, per la propria insignificanza. Vedo soffocare quella fiamma che sembrava dover sempre tutto illuminare: l'illusione ora si spegne, mi resta il buio e il silenzio per pensare. C'è una forza inesauribile, senza misura, che non si nutre ma mi nutre, che non ha mete perché in sé si esaurisce. Sono io. Io che mi alimento di me stessa, divorandomi ogni giorno".

Qui è adombrata la linea tematica del corpo anoressico, del corpo che si fa fatica ad accettare, e che si allontana dall'io: risucchiato in una estraneità incomprensibile.

Gelo che tocco con la mano

Ci sono poesie che hanno come loro nucleo tematico l'immagine di un'angoscia che non finisce mai, e che non si riesce ad afferrare nella sua fuga ininterrotta e nella sua inconsistenza; come in questa poesia:

"Voci che si perdono in gesti muti, / carichi di silenzio. / Non puoi dirmi, / non posso sentirti. / Urla di angoscia / in quelle sue dita che annodano il dolore / per farne cappio al respiro. / E nella gola già stretta / l'ultimo soffio / esaurisce il fiato. / Dolente garbuglio / che libera dalla vita. / Nodo che imprigiona i respiri, / scioglie il male, / scioglie dal male".

Radicata in una febbrile successione di versi brevi e singhiozzanti l'angoscia si fa disperazione in questa poesia:

"Cenere, / gelo che tocco con la mano, / tremando; / cenere, / leggera, / di un corpo che era pietra; cenere, / livido ricordo di una vita, / perduta; / cenere, / quel che rimane / di quanto io ero / attraverso di te; / cenere, / lenta, / mi si posa addosso, / come sopra un oggetto / dimenticato, / immobile, / muto".

Il corpo è pietra, e si fa cenere, nella vertigine di oscuri e lividi ricordi; e questa immagine mi fa pensare a quella sfolgorante di Paul Celan: "Nulla è più nero dell'alba luminosa del ricordo" [42].

Per volare non basta essere leggeri

Il linguaggio poetico trasfigura le roventi esperienze interiori del corpo che è rivissuto nei suoi cambiamenti e nelle sue lacerazioni.

"Dimensioni incomprensibili / possedute nel non senso dell'ogni dove, / senza luoghi, / del sempre senza tempo, / del tutto senza che. / Non so spezzare i limiti / allora mi farò più piccola io, / minuscola, inesistente. / Passerò tra le maglie invisibili. // Così piccola e insignificante / da non essere notata, / da potermi sempre nascondere / negli angoli della vita."

Queste parole ci dicono quale possa essere nella esperienza anoressica la percezione del proprio corpo che si fa così esile, e così etereo, da nascondersi, insignificante, negli angoli della vita; e altre parole incrinate dal silenzio e dalla nostalgia, e altre immagini dolorose e arcane, si intrecciano nel descrivere quello che ancora avviene nell'anima ferita dal dolore.

"Guance bianche fra le mani, / suoni che tagliano quando ti toccano, / restano trafitti nell'anima ancora nascosta / nel buio, / vuota di un silenzio che non è quiete. / Non c'è cibo che possa farla uscire, / non c'è aria che possa ridarle fiato. // Sibilo del vuoto che si allarga, / giunge continuo, sordo, / invadente, / al piccolo cuore stretto dalla paura di non / battere più. // Voli di pensieri che si perdono. / Suoni e colori dall'alto scendono / sul viso bagnato di gocce preziose, salate. / Ritorno al dire del mio silenzio e alla luce / del mio buio."

Non si può non essere ancora affascinati dalla cascata di immagini, e di intuizioni, che ci fanno cogliere i molteplici modi con cui nella anoressia si rivive il proprio corpo. "Per volare / non basta essere leggeri, / non basta non mangiare. / Così ci si nutre solo di bugie / e se ne possono avere a sazietà: / non finiscono mai. / Ma per volare / si pesa sempre troppo: / rimane sempre quel po' di peso / che tiene a terra. / È il peso della vita. // È un pensiero che continuerà a parlarti, / a insinuarsi in ogni tuo atto, / fino a quando non ti avrà fatto come lui: senza peso. / Quel peso che non ti fa volare, / come invece lui sa fare."

Le immagini, le metafore, si rinnovano senza fine; sgorgando da una interiorità, che non ha confini, ed è decifrata nelle luci e nelle ombre che fanno parte della esperienza anoressica, della sua forma di vita, del peso della vita che le impedisce di volare.

"Vuoto sconclusionato / nel quale resta solo il silenzio / a distinguersene. // Sono stata così attenta / da nascondere / la mia fine, / dove non la si cercherebbe, / dove la si vede ogni giorno, / in ciò di cui non si può fare a meno. / Il cibo nelle mie mani / diventa oro... // Il mio cibo / è finito. / Le mie mani sono senza dita / per prenderlo. / Condanna inesorabile."

Queste mani, che non hanno dita, e non possono prendere cibo, solcano la vita e la poesia di Benedetta con scie dolorose e icastiche che ci danno una sconsolata immagine della condizione anoressica.

Occhi di sguardi che lacerano

Le parole, queste creature viventi che rinascono in noi, e in noi muoiono, come farfalle inebriate, sono capaci di fare sgorgare dall'anima anoressica immagini oscure e lampeggianti: come in questa poesia.

"Occhi di vetro, / lame opache alla cinta di soldatini di piombo / appena tirati fuori dalla scatola. / Occhi di cenere grigia, / polverosi, / resti di un fuoco soffocato / in un camino senza respiro. / Occhi carichi di rumori di temporale / e di passaggi di nuvole nere di pioggia. / Occhi di sguardi / che non tagliano, / che lacerano, / che aprono senza sangue. / Parole spuntate, / logore del troppo dirsi, ripetute, / ripetute, / ripetute, sempre le stesse, schiacciate sulla pelle, / a lasciare il segno."

Cosa vedono questi occhi di vetro, questi occhi polverosi, questi occhi carichi di nuvole nere di pioggia, questi occhi di sguardi che non tagliano, e lacerano? Non saprei dire: sono gli enigmi insondabili di ogni forma di vita anoressica.

Le arcane e straziate immagini di questa ultima poesia completano il diario di un'anima di Benedetta; indicandoci un altro modo di vivere la condizione di vita anoressica.

"Gli uccelli non hanno paura di cadere: / non sanno di potersi far male. / Si gettano a piombo / e poi risalgono, / spariscono e poi ritornano; / di nuovo spariscono. / Pensieri neri, / una colata di inchiostro / li ha resi visibili. / Io invece, / come erba, foglie, / muschio tenace, / me ne sto qui a terra: / ho paura di cadere, / so di potermi fare male. // Nemmeno più la forza di pensare, / vorrei potermi perdere, / quieta, / in un sonno / che mi confonda / tra le folli forme / del sogno."

Le poesie come fogli di diario

Sono poesie che, al di là della loro grazia e della loro intensità emozionale, testimoniano degli abissi di interiorità e di immaginazione creatrice che si nascondono nella fragilità e nel dolore; e siano queste poesie, se è possibile, stelle del mattino che mai non muoiano nelle loro effimere scie. Sono poesie che, quasi fogli di diario, consentono di conoscere quali emozioni, e quali stati d'animo, si svolgano in una condizione di vita anoressica: colta, e seguita, nei suoi andamenti e nella sua fenomenologia. La psichiatria clinica non è in grado né di scendere nei grovigli delle interiorità ferite dalla anoressia né di descrivere con il suo linguaggio arido, e ghiacciato, le dissolvenze e le increspature dell'anima anoressica. Le poesie di Benedetta sono una straordinaria e umanissima testimonianza di quest'anima; e in esse si rispecchiano la sua vulnerabilità e la sua sensibilità, la sua immaginazione e la sua timidezza, le sue rabdomantiche attitudini ad immedesimarsi nella vita interiore ed emozionale di chiunque, stando male, le chieda aiuto, la sua angoscia e le sue crisi anoressiche. Queste non le hanno consentito di concludere gli studi universitari di filosofia ma le consentono ora di creare, nel luogo di lavoro, relazioni umane intessute di ascolto, e di riflessione sul senso del vivere e del morire, della salute e della malattia, della speranza e della disperazione, della terrestrità e della trascendenza.

Non si può non essere affascinati, direi, dalle poesie di Benedetta che ci invitano a guardare alle aree sconfinate della sofferenza e della solitudine: indicibili sorgenti di esperienza creativa. Lo snodarsi del suo discorso poetico mi ha anche consentito di conoscere gli andamenti e le modificazioni della vita interiore che non sempre le parole, anche le sue parole radenti e umbratili, spezzate e singhiozzanti, riuscivano a chiarire; e mi ha consentito di conoscere le nascoste e arcane manifestazioni della sua vita creativa. Certo, vorrei ancora dire che le cascate inarrestabili del dolore, quando trovano una qualche espressione creativa, sono almeno in parte arginate nelle loro ferite sanguinanti. (Nel *Macbeth* shakespeariano [140] Malcolm dice a Ross, un nobile scozzese, cose temerarie sulla importanza di dare espressione al dolore: "Suvvia, amico mio, non calarti sugli occhi la tesa del cappello! da' al tuo dolore le parole che esige. Il dolore che non parla, sussurra bensì a un cuore troppo affranto l'ordine di schiantarsi"; e non dovremmo dimenticarlo mai.)

Quello che ci unisce

Quando la psichiatria s'incontra con destini segnati dal dolore, e dalla malattia dell'anima, non può non cercare di articolare orizzonti di cura che non si perdano nelle sabbie mobili della tecnica, della cura come applicazione di modelli paradigmatici, e standardizzati, e tendano invece alla creazione di una comunità di destino. Le cose che a questo riguardo ha scritto Ludwig Binswanger [17] sono radicali: la psichiatria è ricerca di quello che unisce chi cura e chi è curato; di quello che in ciascuno di noi ci unisce al dolore, e alla sventura, di chi sta male, ed è divorato dalla sofferenza. La psichiatria, quando si fa cura, non è in fondo se non incontro, dialogo, colloquio, comunità di destino, e non solo comunità di cura. Sono cose, queste, sostenute con una passione commossa e luminosa anche da un altro dei grandi psichiatri di formazione fenomenologica del secolo scorso, V.E. von Gebsattel [68] [69], che ha splendidamente delineata la regione tematica della psicoterapia, di ogni psicoterapia, riconducendola all'incontro fra una soggettività e un'altra soggettività: fra un io e un tu che si realizzano fino in fondo solo nel noi; al di là di ogni categoriale distinzione fra malattia e non-malattia, fra normalità e patologia, che sconfinano le une nelle altre.

Sono tesi, queste, che rinascono con drastica e palpitante evidenza quando si abbia a che fare con forme di umana sofferenza nelle quali, come nelle anoressie, elementi personali e interpersonali, storici e ambientali, sondabili e insondabili, simbolici e allusivi, si intrecciano gli uni agli altri: anche se accompagnati dagli enigmi, e dalla indecifrabilità, del destino. Non ho voluto, qui, parlare della dimensione psicopatologica e clinica delle anoressie, ma ho voluto solo delineare le esperienze creative riemerse nel contesto di una forma di vita anoressica nella quale sulla scia di una metaforica anatomia dell'anima mi è stato possibile intravedere gli aspetti psicologici e umani, radicalmente dotati di senso, del dolore e della sofferenza, delle attese e delle speranze, così frequentemente ignorati, e anzi negati nella loro testimonianza di fragilità e di indifesa gentilezza, di estenuata parabola agonica e di richiesta di aiuto, e di ascolto.

Un cammino di cura

Vorrei chiedermi infine se, in alcuni casi, quello che ci testimonia una paziente, o un paziente, non sia forse più importante, e più significativo, di quello che noi con le nostre conoscenze tecniche riusciamo, a nostra volta, a testimoniare. Non sono il solo, ovviamente, a riflettere su queste cose che rimandano alla nobiltà e alla disponibilità che si nascondono nella condizione umana ferita dalla malattia, e dal dolore. Le ore, trascorse in questo dialogo infinito con il destino di Benedetta, sono state talora lente e talora rapide, talora umbratili e talora misteriose, ma non è mai mancato in esse il senso di una comune ricerca di qualcosa che alleviasse, almeno per un attimo, il dolore e lo sconforto, la solitudine, che sono nella vita. Ricercare le radici salvifiche, o almeno le tracce possibili, di un cammino di cura, non è mai facile; e i farmaci sono di aiuto in questo cammino di cura non solo quando la condizione anoressica sia tale da mettere in pericolo la vita ma quando sia tale da non potersi conciliare con le esigenze sociali della vita di ogni giorno. Le anoressie non sono depressioni (benché radici depressive possano non essere estranee alla loro insorgenza) che, al di là della loro configurazione psicopatologica e clinica, hanno una rispondenza terapeutica rapida, e talora immediata, né tanto meno sono schizofrenie, solcate dai venti inesorabili dell'angoscia e del delirio, della estraneità e delle allucinazioni. Le anoressie non possono, certo, rimanere estranee al discorso di adeguate farmacoterapie [73]: inserite nel contesto di una psicoterapia rigorosa.

Le mie riflessioni sul destino di una vita di dolore ma sempre aperta alla speranza, come è quella di Benedetta, non si sono allontanate dal solco di questo libro orientato alla ricerca di inedite forme di immaginazione creatrice che rinascano, o almeno possano rinascere, limpide e struggenti dalla sofferenza e dalla malattia. Dilatare l'area della normalità nella follia, e della follia nella normalità, è un compito sempre aperto ad ogni psichiatria che si volga a ricercare, e a illustrare, i contenuti umani del dolore nelle sue diverse espressioni tematiche: anche in quelle immaginarie e creative di una vita anoressica.

Margherita

Alle poesie di Benedetta vorrei ora associare quelle di Margherita [27]: una paziente divorata dalla esperienza psicotica, dalla esperienza schizofrenica, che non le ha tolta, e nemmeno incrinata, la creativa vita interiore (anche un grande indimenticabile maestro della psichiatria contemporanea, Kurt Schneider, ha a suo tempo pubblicato le poesie di una sua giovane paziente schizofrenica).

Benché risucchiata negli abissi della disperazione e della solitudine autistica, Margherita è giunta a scrivere nei suoi mesi di degenza in ospedale psichiatrico poesie di straziata e arcana bellezza. Sono poesie che non hanno nei loro svolgimenti tematici contenuti psicotici, e nelle quali si colgono invece le tracce incandescenti e macerate dell'angoscia, dell'angoscia della morte e della sua stregata fascinazione, continuamente presenti nella sua vita. Nella morte volontaria si concludeva la sua vita: una morte attesa e inattesa, apparentemente sconfitta e invece sempre presente, nonostante ogni cura farmacologica, e non solo farmacologica, e al di là di speranze che la nascita di una bambina sembrava avere con sé.

Era già tempo di ricordi

"Era già tempo di ricordi. / Il mio spirito come un granaio, / forconi sul fieno, / pannocchie al muro. // Acqua lenta di rogge in respiri di nebbia. / Brughiera azzurrognola. // E i giorni se ne andavano... / Intreccio di arbusti da ardere. // Vegliavo / nelle notti piovose senza astri / e il chiaro mi trovava / umile e vinta / il viso asciutto da un pianto senza dolore. // E senza vita e senza rimpianti / aspettavo / nel tempo. / Poi sei arrivato tu / niente amore, che vuol dire niente di niente / ma io ti ho dato la mano / tacita preghiera perché tu restassi. / Da tempo so il sapore del mio pasto frugale."

Associazioni talora oscure, e talora frantumate dall'angoscia e dalla dissociazione, si alternano nella poesia nella quale l'elemento tematico dominante mi sembra essere quello del tempo: di un tempo che scorre senza fine; ma ci sono altre immagini straziate e luminose che testimoniano del groviglio di emozioni, e di passioni, che si venivano accumulando nella vita interiore di Margherita. L'immagine del volto, prosciugato da un pianto senza dolore, si accompagna a quella di una mano che ne stringe un'altra: per non essere lasciata sola. (Come non ricordare le parole di Paul Celan, sommerso a sua volta da un inarrestabile desiderio di morte, che diceva di non cogliere differenze fra una redentrice stretta di mano e un poema.)

Quando il dolore tace

"Si tocca il fondo / quando si diventa indifferenti / anche al proprio dolore. // Quando ci si aggrappa alla morte / per ricevere un po' d'affetto / postumo. // Quando non si ha più niente da ascoltare, / più niente da dire, più niente da vedere. // Quando una bocca parla / e non se ne sentono i suoni. // Quando l'indifferenza / ti strappa alla vita / negli acquitrini del nulla, // Quando il disgusto è tanto forte / che non dà spiegazioni. // Quando il dolore tace sommesso / e annientato dal suo stesso silenzio / diventa come pietà. // Quando hai le braccia distese / e non sai che fartene. // Quando le lacrime si sono come rapprese negli occhi. // Quando quell'urlo di disperazione / è diventato afono / e tu gridi, gridi, / ma non ti sentono. // Ma continui a sprecare la tua lealtà / e aspetti nel tempo / con umiltà."

La disperazione grida nel silenzio, lo diceva con la sua parola stellare Simone Weil [150], e le lacrime si prosciugano sul volto accerchiato dal dolore. Le lacrime, segno di dolore, ma anche di grazia e di speranza, sgorgano come arcobaleni dalla notte oscura dell'anima, di quella di Margherita, e di quelle delle infinite pazienti che vivevano negli aridi luoghi manicomiali. Non mi è possibile allora non ripensare alle cose bellissime scritte da Paul Celan [42]: "Le lacrime che versai davanti a te: il magro rigagnolo d'acqua che alimentava i nostri mari di pietra"; e a quelle scritte da Hermann Broch [34]: "Perché la verità dell'occhio non è dolce lusinga; solo con le sue lacrime l'occhio diviene veggente, nel dolore soltanto diventa occhio che vede, solo per le sue lacrime si colma di quella del mondo, colmato di verità dall'oblioso, immemore licore dell'essere!". Quelle di Celan e di Broch non sono parole astratte, non sono parole facili, ma sono parole che fanno rinascere dagli abissi dell'anima verità psicologiche perdute nel deserto della vita quotidiana, e rintracciabili nei roveti ardenti dell'angoscia, dell'angoscia divorante della morte, che non si è mai allontanata dalla vita tormentata di Margherita: sola nella solitudine di un dolore senza fine; sola con le sue lacrime silenziose e segrete.

(Nelle poesie di Margherita, come in quelle di Benedetta, ci sono linee tematiche che danno la misura indicibile e inafferrabile del dolore nel quale siamo tutti, più o meno, immersi quando la vita si incrina, si increspa e si arresta nel suo divenire, e quando non abbiamo più nulla da ascoltare, da dire e da vedere. Le metamorfosi senza fine del dolore si placano infine nel silenzio dell'anima; e allora, forse, il dolore è ancora più crudele, e più sconosciuto.)

Morirò all'alba

"Morirò all'alba / di un giorno come questo. / Il sole pallido sorgerà a raggiera / dietro la brughiera. // Voleranno rondini composte. // E il mio spirito fatto di zolle / salirà in umidi fumi. // Il viso tranquillo / gli occhi aperti al volo di un gabbiano / sul verde mare di ottobre. Le nari protese a secchi profumi / di ulivi e buganvillee. Un ricordo di gerani e agavi / in una stretta strada ligure. // Brocche ai portali di case. / Lacrime di madre / e io non sarò più. // I miei anni umili / lambiranno cose mie / nella casa antica, / tragico nido. / I vetri del muro di cinta / feriranno la mia anima in corsa / – come faceste voi quando ero – // Quando sarò morta / mettetemi la bianca veste di sposa. / Non stonerà vicino ai miei occhi sinceri. // Portatemi vicino al mare / all'aria pulita / ridente di fiori mediterranei. / Portatemi lontana da canali e rogge / che languiscono in questa triste pianura. // Trasportatemi in una cesta di vimini / di quelle che usano i ragazzi / per rubar fichi // e non piangete // perché dal campanile / vi guarderò / sorridente e bianca."

Ci sono presagi della morte in questa poesia sigillata da slarghi elegiaci che ne accrescono la climax dolorosa. Una morte sigillata da un ultimo sguardo ai gabbiani, e al mare di ottobre che non ha più i trionfali colori e le mareggiate dell'estate, e si raccoglie in ghiacciati silenzi; e vicino al mare Margherita chiede di essere portata quando la sua vita si concluderà. Anche nella morte Margherita si rivede bianca e sorridente, e questa immagine, come altre del resto, rimanda con struggenti consonanze alla straziata atmosfera delle poesie di Antonia Pozzi. Non si possono leggere le poesie dell'una e dell'altra senza essere indotti ogni volta a rimeditare il mistero che si nasconde nella morte desiderata, e rivissuta, come ultima solitudine, e in fondo come ultima speranza.

E ritorna il sapore della vita

"Vorrei rimanere nel tempo / agave incolta / avvinghiata a questa terra. // Le anime ritorte degli ulivi al vento / schiudono a raggiera / in polverose carezze / ritagli di cielo e di astri. // E stesa su questo prato d'agosto / vorrei essere gioia di vivere. // S'incendia il bosco / di aghi secchi, / – di ginestre solari – / e dalle grate arboree degli ulivi / filtra una tenera luce / che accende le pietre / come schegge di ghiaccio / contro il cielo. // – E ritorna il sapore della vita – // Il giorno / in larghi voli e assonnati cicalecci / si perde nel mare. // L'alba viene al litorale // e con il chiaro / gabbiani."

Una climax di arcana serenità anima, direi, questa poesia che, scritta a non grande distanza dalle altre, è solcata da immagini, a cui sono estranee l'angoscia e la nostalgia della morte, e in cui risplendono in immagini di stremata bellezza ulivi agitati dal vento, ritagli di cielo e di stelle, ginestre ricolme di sole, pietre che si fanno schegge luminose di ghiaccio contro il cielo, frammenti di giorni che si perdono nel mare, e gabbiani che l'alba rende chiari.

La poesia più indifesa e più lirica: immersa nella attesa di una impossibile speranza che sia mediatrice di salvezza.

La sua ultima poesia è questa: "C'è gente senza sorriso / gli occhi vuoti / lo sguardo senza gioia / che vive ottusamente / la vita di tutti i giorni. // Gente senza storia / senza idee, senza amore / o pietà. // Albe inutili per il loro cuore / cuore di pietra / cuore di indifferenza. // – E la vita che passa nel suo grigiore – / e non chiede e non dà. // L'occhio si incupisce / il parlare è scarno / i gesti scabri – non c'è né fierezza / né umiltà – // Rimane l'ottusa indifferenza / a placare l'animo / della propria inutilità".

La linea tematica della poesia è incentrata sulla dolorosa e crudele percezione di una vita svuotata di realizzazione personale. La gente è incapace di gioia, incapace di uno sguardo che si apra alla gioia, incapace di amore e di pietà. Anche il momento più bello della giornata, l'alba che la inizia nel fuoco ardente dei suoi colori, non desta alcuna risonanza nei cuori che si fanno di pietra; e gli occhi, queste finestre dell'anima, si oscurano. Sì: la indifferenza inaridisce la vita del cuore; e non resta se non l'ultima attesa: quella della morte che cancelli ogni speranza, e ogni illusione, terrena.

Non c'è solo la malattia

Le poesie di Margherita ci confermano come in ogni esperienza psicotica continuano a vivere aree di non-follia, di vita emozionale non patologica, dalle quali sgorgano, o almeno possono sgorgare, limpide e straziate immagini di una stupefatta creazione poetica. Sono immagini non pietrificate, non immobili, nei loro contenuti espressivi, ma in continua correlazione con il modificarsi degli stati d'animo che sfuggono alla prigionia delle esperienze psicotiche così fatalmente orientate alla chiusura autistica, e alla reclusione emozionale. Sono in gioco aree di non-follia che ci inducono a confrontarci con le esperienze schizofreniche, scandalo, o sfinge incompresa, della psichiatria, non dimenticandone la sensibilità e la fragilità, la debolezza e le stremate esigenze di aiuto. Sono esigenze, e nostalgia, di uno sguardo e di una stretta di mano che consentano di arginare la disperata solitudine che fa parte di ogni metamorfosi psicotica dell'esistenza.

Sono cose che vorrei ancora ripetere nella misura in cui non posso non sapere *come*, nella ideologica persuasione che nella schizofrenia si viva in un mondo radicalmente estraneo al nostro, non la si avvicini, e non la si ascolti, con l'accoglienza e con la gentilezza necessarie a fondare una comunità di cura, e una comunità di destino.

Cosa rivelano queste poesie, le poesie di una giovane madre schizofrenica, che nella sua breve vita ha conosciuto la gioia della maternità e la sconfitta della malattia, l'anelito alla esperienza poetica e il richiamo fatale della morte? Una cosa soprattutto: la dignità, e la serietà, la ricchezza di vita interiore, e la creatività, che si rintracciano nella follia, e che si perdono nella vita di oggi così facilmente incrinata dalla leggerezza e dalla indifferenza, dalla noncuranza e dalla disattenzione. Sono poesie che, nella loro parabola agonica e nella loro lacerazione esistenziale, rinascono da abissi di dolore, e da vertigini di angoscia, e che testimoniano di quella che vorrei chiamare la forza di resistenza dello spirito dinanzi a condizioni di vita sommerse dagli oceani sconfinati della malattia dell'anima.

Nel solco di queste riflessioni, non potrei non associare ora alle poesie di Margherita quelle di Ellen West, la giovane paziente, che Ludwig Binswanger ha splendidamente descritto [18] in uno dei suoi straordinari saggi sulla schizofrenia che hanno radicalmente cambiato le fondazioni teoriche e pratiche della psichiatria, e hanno ridonato dignità e senso alla follia.

Le poesie di Ellen West

La storia clinica di Ellen West si è iniziata nell'adolescenza con i sintomi di una angoscia che era angoscia di ingrassare, e di una depressione che diveniva disperazione; ma sono sintomi che non assumeranno una radicale dimensione psicotica se non alcuni anni dopo. Alla insorgenza dell'angoscia e della depressione si accompagnavano nel corso della malattia esperienze poetiche nelle quali si manifestavano i segni di una inquietudine dell'anima più profonda di quella che non si cogliesse alla sola osservazione clinica. Nel saggio di Binswanger sono riportate alcune poesie di Ellen West, e in una di esse, scritta a vent'anni, "spiriti maligni" la circondavano da ogni parte, la avvolgevano, la colpivano al cuore, e poi le dicevano parole enigmatiche e oscure.

La poesia così proseguiva: "Un tempo eravamo il tuo pensiero, / la tua speranza orgogliosa e pura! / Dove sono ora i tuoi progetti / e i tuoi sogni? // Sono tutti stravolti / e dispersi nel vento e nella tempesta, / e tu stessa sei divenuta un nulla, / un meschino verme della terra. // Siamo dovuti fuggire / nella oscura notte, / e la maledizione, che ti ha colpito, / ci ha fatti così foschi. // E nondimeno tu cerchi quiete e pace, / ma noi ci avviciniamo striscianti, / vogliamo vendicarci, / con il nostro grido di scherno! // E tu cerchi felicità e gioia, / e noi ci mettiamo / ad accusarti e a schernirti / e saremo sempre con te".

L'angoscia, e il venire meno dei progetti, e dei sogni, dilagano in questi versi, perduti ad ogni speranza e ad ogni gioia, e immersi in uno stato d'animo di febbrile disperazione che la induce a sentirsi un nulla, un verme della terra, e che è preludio ad una non lontana radicale metamorfosi dell'io e del mondo. La condizione emozionale cambia in un'altra poesia scritta a ventiquattro anni nella quale la sola alternativa ad un vivere desolato e disperato sono il desiderio, e l'attesa, di un morire non diverso da quello di un uccello che si spezza la gola nella gioia estrema. Sono versi attraversati dai brividi, in lei e in noi, di una condizione umana risucchiata dal desiderio di una morte così facile, e così difficile.

Un brano della poesia: "Vorrei morire come muore l'uccello, / che si spezza la gola nel giubilo supremo: / non vivere come vive il verme della terra, / non divenire vecchia, brutta, stupida e insensibile! / No, sentire anche una sola volta le proprie forze riaccendersi, / e consumarsi selvaggiamente nel proprio fuoco".

Le poesie continuano a riflettere stati d'animo che sfuggono agli occhi della clinica: così l'arido deserto dell'anima, e la nostalgia (la straziata richiesta), della morte rinascono da una poesia scritta a venticinque anni; e questo ne è un frammento: "Ahimè, ahimè! / La terra matura il grano, / io invece / sono infeconda, / sono arida buccia, / involucro andato in frantumi, / inutile, privo di valore. / O Creatore, Creatore, / riprendimi! Creami una seconda volta / e creami meglio!".

Sono poesie che non si possono leggere se non nella presaga consapevolezza dei profondi sconvolgimenti emozionali che insorgono agli esordi di una esperienza psicotica, e che le abituali aride storie cliniche non ci consentono, certo, di conoscere.

Il suicidio

La sintomatologia psicotica si fa poi evidente, si accentuano le crisi anoressiche che si accompagnano a tentativi di suicidio, si rende necessaria la degenza di Ellen West in una clinica psichiatrica. Le cose sembrano migliorare, e una poesia, radar ultrasensibile di ogni stato d'animo, indica il ridestarsi di una nuova fragile speranza subito incrinata, come in questo brano, dalle ombre di una inquieta perplessità: "Vedo come danzano le stelle d'oro, / ancora è notte, ancora è il caos come mai ancora. / Nel primo chiaro splendore del mattino / ritorneranno la quiete e l'armonia?".

Le poesie scandiscono (così) la storia della vita e della malattia di Ellen West: lo dice nel diario: "Non appena chiudo gli occhi ecco venire poesie, poesie, poesie. Se volessi annotarle tutte dovrei riempire pagine e pagine. – Poesie da ospedale... deboli e piene di vita interiore. Lieve è il battito delle loro ali ma qualcosa nondimeno si muove. O Signore fa che questo moto cresca!".

Sono parole – potrebbero essere state quelle di Margherita – che ridanno un senso a questo mio capitolo sulle poesie, così lieve è il battito delle loro ali, come cammino verso la conoscenza della vita interiore, degli abissi di dolore, della disperata ricerca di slanci creativi, che vivono nell'anima della schizofrenia.

A trentatré anni Ellen West è ancora ricoverata in una clinica psichiatrica, non scrive più poesie, ne è dimessa dopo qualche mese, e, il terzo giorno del suo ritorno a casa, la morte volontaria, così desiderata e così ricercata, si compie. La mattina fa colazione, la cosa non avveniva da tredici anni, nel pomeriggio esce a passeggiare con il marito, fa merenda (la inibizione anoressica sembra improvvisamente venire meno), legge poesie di Goethe e di Rilke, e la sera una dose molto alta di veleno la fa morire.

Il destino di vita, di vita psicotica, e di morte, di morte volontaria, è stato comune a Ellen West e a Margherita, e comuni all'una e all'altra, benché diverse nelle loro scansioni tematiche, sono state le esperienze creative, le forme poetiche di espressione, che ne hanno accompagnata la malattia; contrassegnandone in ogni momento non solo gli aspetti dolorosi ma quelli dotati di senso: quelli che denotano la dolorosa immagine creativa della follia.

Alla ricerca del dolore perduto

Queste mie pagine sono andate alla ricerca delle forme di espressione creativa nella vita anoressica, e nella vita psicotica di Margherita e di Ellen West, ma anche, e soprattutto, alla ricerca del dolore perduto. Non è difficile andare alla ricerca dei deliri e delle allucinazioni, dei fenomeni di estraneità e di dissociazione, di tristezza e di gioia panica, di aggressività e di chiusura autistica, che sono presenti nelle forme di vita psicotica, ma non è facile andare alla ricerca del dolore, del dolore dell'anima, che le precede, e le accompagna.

Ma cosa fa nascere le alte maree del dolore che ci torturano, e ci lacerano, spegnendo in noi gli slanci vitali e le speranze? La sensazione che qualcosa cambi in noi stessi e nel mondo, quella che non si sia più capaci di rivivere le abituali emozioni della nostra vita, quella che un'altra vita, una vita nuova, si inizi nel silenzio e nella solitudine dell'anima. Certo, lo specchio riflette il nostro solito volto, e i nostri soliti sguardi, sfregiati dalla tristezza e dall'angoscia, ma non coglie, non può cogliere, l'insondabile presenza del dolore, e a questo dolore come si viene incontro nella psichiatria clinica? Avvicinandosi nel timore e nel tremore, nella passione della interiorità, e della speranza, nella ricostruzione immaginativa degli stati d'animo, nella gentilezza che accolga il dolore nel silenzio, e nel rispetto, nell'attenzione al volto dell'altro (come dice Cristina Campo [37]: "L'attenzione è il solo cammino verso l'inesprimibile, la sola strada al mistero"), *o* invece distanziandosi nella ghiacciata osservazione del patologico, nella inanimata applicazione di moduli diagnostici, nella anatomia dell'anima, nella elaborazione statistica dei disturbi? Dall'avvicinarsi, o dal distanziarsi, discendono modi radicalmente diversi di accogliere e di ascoltare i febbrili trasalimenti del dolore, e le sue spine crudeli; e la scelta fra l'uno e l'altro modo è radicale e inevitabile.

Le poesie, queste fragili ed estenuate poesie di Benedetta, di Margherita e di Ellen West, sembrano indicarci il cammino misterioso che ci porta verso l'interno, verso la nostra interiorità, e verso il dolore che è in lei.

Le psichiatrie olandese, svizzera e tedesca, che hanno sempre guardato alla ragione d'essere non solo clinica ma psicopatologica e fenomenologica della psichiatria, ci consentono di leggere ancora oggi i loro lavori con un interesse che non si cancellerà. Sono lavori indirizzati alla ricerca e alla analisi, alla interpretazione, della vita interiore, delle esperienze vissute, delle emozioni, che fanno parte del mondo della vita, della *Lebenswelt*, di ciascuno di noi: malato, o non malato. Sono lavori che, descrivendo non solo i sintomi della malattia, ma le risonanze interiori e personali alla sofferenza, non possono non fare continuo riferimento a quello che i pazienti provano, e dicono, e cioè alle loro infinite narrazioni. Sono lavori che non finiranno di essere sorgente di conoscenza, e di formazione, essendo ancorati ad esperienze vissute incandescenti e attuali. Sono lavori che non hanno mai fatto a meno delle autodescrizioni, delle pagine di diario e delle poesie dei pazienti, interpretate nei loro significati umani e fenomenologici, al fine di conoscere cosa davvero si agiti nella interiorità, nella soggettività, nella coscienza, di chi sta male, e cosa possa essere di aiuto.

Nella decifrazione di questi fenomeni della vita psichica la psichiatria non può non cercare di allearsi alle conoscenze, e alle esperienze, della filosofia e della letteratura che si interessano di aree tematiche analoghe a quelle della psichiatria. Sono, questi, i contesti ermeneutici e fenomenologici nei quali ritrovano le loro radici le riflessioni che sono venuto facendo sui significati delle poesie di Benedetta, e della sua condizione anoressica, e delle poesie di Margherita e di Ellen West, e della loro condizione psicotica.

2. Un comune destino di dolore e di angoscia

Una altra immagine della follia rinasce ora dal destino di dolore e di angoscia di due sorelle, Angela e Valeria, che nella adolescenza sono state sommerse da esperienze psicotiche, da esperienze francamente schizofreniche, così giustamente temute ma anche così ignorate nella loro significazione umana, nella loro curabilità e, anzi, nella loro guaribilità. Certo, si riflette in esse il destino di infinite altre adolescenze infrante nei loro orizzonti di speranza e nei loro sogni, e nondimeno mai perdute nella loro umanità: nemmeno quando rinasca in esse il mistero del dolore che si nasconde in ogni esperienza psicopatologica. Di loro vorrei dire qualcosa che mi consenta di farne riemergere i modi di vivere e di soffrire; nella illusione che condizioni di dolore dell'anima, come queste, non siano dimenticate, e siano presenti nelle nostre coscienze e nella nostra memoria.

Sulle scie della memoria

Come azzurre colombe ferite dal dolore, o talora inebriate di sole, si levano i ricordi degli anni in cui ho lavorato a Novara, in ospedale psichiatrico, incontrando la follia femminile così straziata e così creativa; e vorrei descrivere i modi con cui essa si è manifestata in Angela e in Valeria, che, alla distanza di alcuni anni l'una dall'altra, nel cuore di una loro spensierata adolescenza, sono state sommerse da una comune angoscia psicotica. Non posso dimenticarne la gentilezza e la disperata solitudine, la nostalgia di una vita perduta e la coscienza di una adolescenza che si arenava sulla soglia di un tempo pietrificato, dal quale scompariva la dimensione del futuro: della speranza. La prima a varcare la soglia dell'ospedale psichiatrico è stata Angela con una sintomatologia lacerata dalle alternanze fra la rassegnazione e la rivolta, fra il desiderio di solitudine e quello di partecipazione, e con lunghe degenze. La seconda è stata invece Valeria con una sintomatologia contrassegnata dal doloroso ripiegamento nella propria interiorità, e dal dilagare di esperienze deliranti e di estraneità, di distacco talora sognante dal reale, e con degenze intermittenti. Le loro degenze ospedaliere talora si sovrapponevano, e talora si separavano, in una imprevedibile alternanza.

Angela e Valeria

Cosa rende ancora oggi luminoso e vibrante nella mia memoria il ricordo di Angela e di Valeria? Non scrivevano poesie, e nemmeno disegnavano, o dipingevano, non avendo le doti espressive di altre pazienti; ma in esse la fragilità e la gentilezza, la sensibilità ferita dal dolore e la grazia, che in Valeria si accompagnavano alle pagine di un diario semplice e talora poetico, testimoniavano di una follia umanamente significativa e, a suo modo, creativa. Modello, e paradigma, di una sofferenza, così facilmente dimenticata e ignorata, rimossa e perduta; e della quale vorrei nelle pagine di questo libro fare riemergere la realtà autentica e umbratile. Un libro non può non soccombere dinanzi al dilagare mediatico di una immagine a questa così antitetica, e così dominante, di una follia ridotta alla sola dimensione negativa; e nondimeno non vorrei rinunciare alla speranza, o alla illusione, che anche un libro possa avere un suo significato nel sottolineare drasticamente la dignità della sofferenza psichica.

La danza febbrile degli sguardi

Nell'una e nell'altra si intravedevano le comuni attese dell'adolescenza: interrotte e spezzate dalla malattia con le degenze ospedaliere, e gli sbandamenti emozionali conseguenti; e nelle alternanze fra una chiusura radicale al mondo e una improvvisa apertura al mondo, fra una angoscia lacerante e una fragile speranza che ne smorzava le accensioni, e le folgorazioni. Nell'una e nell'altra, in ogni caso, la crudele divaricazione fra lo splendore dell'adolescenza, e le ferite sanguinanti dell'anima che le cure non bastavano ad arginare, e a guarire. Non mi è possibile dimenticare i cambiamenti dei volti, e degli sguardi, e le domande inespresse sui tempi delle degenze senza fine, che in Angela e in Valeria nascevano, e si spegnevano, senza attendere risposte. Non appena mi vedevano nel reparto, in cui si svolgevano lentamente le loro giornate, mi si avvicinavano, Valeria in particolare, indifese e temerarie. Nel corso degli anni, certo, negli occhi e negli sguardi delle due sorelle si coglievano sempre queste attese: riempite di dolore e di timore, di desiderio e di disperazione, di speranza e di delusione; immagini ancora di una follia infinitamente più umana e più gentile, più intensa e più creativa, di quella che i pregiudizi fanno credere. Immagini che continuano a vivere nella mia memoria, e che mi hanno aiutato a capire come sia difficile, e necessario, andare al di là della malattia; cercando di decifrare le segrete inquietudini dell'anima che non le parole, ma le increspature degli occhi e degli sguardi, fanno intravedere nelle loro reali dimensioni: nelle loro attese angosciate e solo sfiorate, a volte, dalle ombre evanescenti della speranza. Ascoltare e decifrare gli sguardi, coglierne le luci e le ombre, le espressioni mutevoli e silenziose, non è facile: sono influenzate dai nostri sguardi; dal nostro modo di guardare e di sorridere. E come riconoscere le risonanze che i nostri sguardi destavano in pazienti che, divorate dalla angoscia e dalla solitudine, anelavano a sguardi di comprensione e di partecipazione? Ciascuno di noi deve ricercare nella sua interiorità, e nelle sue attitudini alla immedesimazione, le possibili risposte; senza mai dimenticare che Angela e Valeria non potevano non temere di intravedere nei nostri occhi la possibile smentita alle loro attese e alle loro speranze. Quando si sta male, quando si ha come compagna di vita la malattia, la malattia dell'anima, la percezione degli stati d'animo altrui si fa molto più acuta e smagliante che non quando si sta bene; e, ogni volta, non mi era facile trovare le parole, e gli sguardi, che non ferissero, e non falciassero, le loro illusioni e le loro speranze; senza le quali vivere poteva non essere più possibile.

Negli sguardi degli altri leggiamo le tracce dei nostri sguardi, e gli altri a loro volta leggono nei nostri sguardi le tracce dei loro sguardi, e intravedono nei nostri occhi le risposte e le mancate risposte alle loro attese e alle loro speranze: in un infinito carosello. Ma le maschere, che si alternano sui nostri volti e sui volti altrui, annebbiano e non di rado oscurano la percezione degli enigmi dell'anima che sono in noi e negli altri: rendendo, così, sempre più difficile decifrare i segni e i desideri degli sguardi, e il senso delle loro richieste di aiuto. Non dimentichiamo mai come i nostri sguardi, e i nostri occhi, ci immergano continuamente in cascate di relazioni con il mondo delle persone e delle cose; dalle quali rinascono stimolazioni senza fine in una circolarità di esperienze che ci uniscono gli uni agli altri. Ci sono ombre che improvvisamente, e di volta in volta, si addensano nelle nostre anime, e allora i nostri sguardi, gli sguardi (gli occhi) che sono in noi e negli altri, si oscurano e si chiudono; franando le relazioni che abbiamo con il mondo senza che muoiano le attese e i desideri di essere almeno ascoltati e guardati: nel riaprirsi di schegge di un dialogo che ci aiuti a vivere al di là della fatica inenarrabile di vivere. In ogni caso, in Angela e in Valeria, e nelle infinite altre pazienti, l'essere guardate con occhi in cui si cogliesse il timbro inconfondibile della attenzione, e di una presenza non indifferente al loro destino, faceva nascere sentimenti di dolente nostalgia e di una speranza contro ogni speranza.

(Le parole sfavillanti e immaginifiche di Marcel Proust [128]: "...quello sguardo che non è soltanto il portavoce degli occhi, ma la finestra dalla quale si sporgono tutti i sensi, ansiosi e impietriti, quello sguardo che vorrebbe toccare, portar via il corpo che guarda e insieme la sua anima...".)

La fatica di vivere

La fatica di vivere divorava la vita di Angela che non poteva essere dimessa: prigioniera di una condizione autistica che non aveva se non fragili e temporanee intermittenze, e che a casa si scompensava in modalità di comportamento aggressive e talora distruttive. In ospedale, mi sembra di rivederla ora nella sua figura slanciata e mai ferma nonostante la sofferenza, si creava come una grotta isolata e non priva di fulgori: non incapace di improvvisi slanci di gentilezza. Mi chiedevo, mi continuavo a chiedere, cosa si nascondesse in questa sua forma di vita pietrificata, a mano a mano che gli anni si succedevano, in modi di essere sempre uguali almeno apparentemente, e invece rianimata quando le si parlava. Non si intravedeva la stessa fatica di vivere in Valeria: entrava e usciva dall'ospedale nel solco di una esperienza psicotica, di una malattia, più friabile e più frantumabile nella sua sintomatologia; più sensibile alla farmacoterapia antipsicotica. Una coscienza, acuta e dolorosa, di malattia si accompagnava talora alla insorgenza e alla evoluzione delle esperienze psicotiche; e allora nel suo volto, e nei suoi gesti, una disperazione ancora più lacerante: l'attesa di qualcosa che non era impossibile raggiungere; una attesa che si esprimeva nello sguardo e nel sorriso, e che non diveniva mai esplicita richiesta. Sia la timidezza sia il dolore di non potere essere dimessa insieme alla sorella si manifestavano in questo silenzioso linguaggio del corpo vivente: nello sguardo, nel sorriso, nelle lacrime, nel riserbo, nella lontananza dagli altri. Nel diario, che Valeria mi consegnava alcuni anni dopo averlo scritto, le attese e le speranze di una adolescenza ferita.

Angela e Valeria: sorelle sigillate da destini così simili e così diversi nella loro sofferenza e nella loro angoscia; nelle loro attese e nelle loro disillusioni.

Il diario di Valeria

Non avrei potuto conoscere le risorse interiori, le esperienze di vita, le aree di normalità, le inclinazioni ai sogni e alle illusioni adolescenziali, le possibili resistenze al dolore, gli andamenti della vita interiore insomma, e il franare quasi improvviso nella follia, se non avessi potuto leggere questo diario che di Valeria mi ha consegnata la immagine di una adolescente come ce n'erano allora tante nel clima emozionale degli anni settanta. Le cose da lei scritte corrispondevano ad un tempo dell'anima che ha preceduta, e accompagnata, la accensione della malattia che ha avuto soste cliniche nelle quali nulla di patologico si constatava. Certo, non sempre è così; ma il fatto che questo possa avvenire ci consente di ancora riconoscere la radicale inconsistenza dei pregiudizi che circondano, e isolano, ogni esperienza psicotica: considerandola immodificabile e pietrificata in un presente senza avvenire: senza futuro.

Le parole iniziali del diario: "In te 'Diario' scriverò tutte le vicende che accadranno ogni giorno durante tutto l'anno '72". Nel diario non sono descritte se non le aspirazioni e le nostalgie, le amicizie e le scansioni di una adolescenza, che la malattia ha incrinato ma non ha inaridito; e la cosa più emblematica e sconvolgente è la contemporanea e parallela presenza di una vita emozionale normale, e di una vita psicopatologica ancora nascosta e vicina nondimeno alla sua insorgenza. Anche oggi nonostante la rivoluzionaria cancellazione della psichiatria manicomiale siamo inclini a prestare attenzione alla sola dimensione patologica, e non a quella non-patologica, delle esperienze psicotiche; e un diario, come questo di Valeria, è la testimonianza straziante degli sconfinamenti da una forma di vita normale ad una patologica. Il diario è stato scritto a diciotto anni: alla età in cui le onde della malattia scendevano in lei.

Dal diario di un giorno di dicembre: "Sono le quattro del pomeriggio, con il tavolino mi sono accostata alla finestra e ora scrivo, scrivo perché non sono uscita, mi piace uscire, mi piace la compagnia e per non vagare con i pensieri scrivo. Mi ha scritto Germana, ne sono molto felice perché noto che si ricorda di me. Abita a Milano, e con lei abitano le altre mie amiche. Vorrei abitare a Milano perché almeno là avrei molta compagnia mentre in questo paese non c'è proprio nessuno. Sì, c'è Donatella ma un'amica sola serve poco. Avere una sola amica vuole dire isolarsi con lei e non vedere che lei, e questo è egoismo".

Dal diario di un giorno di gennaio: "È già gennaio, fa freddo, però c'è nell'aria qualcosa che annunzia la primavera. Sembrerebbe strano tutto ciò ma, se si guardano i rami, si scoprono le piccole gemme che fra pochi mesi saranno foglioline. Mi accorgo che questa mattina ho una vena poetica. Ieri sera ho scritto a mia sorella in ospedale: chissà come sarà contenta di ricevere la mia lettera. È molto bello scrivere i propri pensieri: tu, caro diario, sei il mio confidente assoluto. Con te non c'è nessun timore di dire cosa si pensa di un determinato problema. Sì, è bello stare da soli ma la solitudine, se dura a lungo, fa poi molto male".

Dal diario di un giorno di febbraio: "Vorrei attaccare l'argomento *amore* ma penso che non riuscirei a portarlo a termine perché non ho nessuno che mi susciti questo sentimento profondissimo. Se tu ami una persona, sì, pensi ancora a te stesso ma quello che fai per te lo fai per lei, per la sua gioia, perché amare vuole dire sacrificarsi per gli altri, ma anche gioire per fare gioire gli altri. È un amore che può essere per il tuo prossimo, ma anche l'amore a due è così, perché prima di amare veramente una persona devi amare gli altri, e non devi amare te stessa. Perché se tu pensi di amare veramente una persona, *e solo quella*, non sai che quell'amore è egoismo. Anche se ami te stessa è egoismo, ti devi amare ma per gli altri: scoprire l'amore così è meraviglioso. È difficile ma tutte le strade sono difficili, e una volta che ci sei arrivata sei felice. Incontrerai ostacoli ma, se resterai serena, li saprai superare".

Dal diario di un giorno di aprile: "Ho ricevuta una lettera da Angela, è molto bella, le sue parole sono sempre piene di affetto. Mi addolora sapere che nella sua camera ci sono i topi, le hanno rosicchiato le scarpe. Mi chiede se ho ricevuto la pagella, le risponderò, sarà contenta nell'apprendere che ho avuto una sola insufficienza. Di Angela mi porterà poi notizie la mamma che è andata a Novara a trovarla".

Dal diario di un giorno di maggio: "Sono stata dal medico perché mi sentivo stanca. Quando sono entrata per dirgli cosa mi sentivo non ero più capace di spiccicare parola: ero emozionata. Poi invece con domande varie gli ho detto come mi sentivo, e ha detto a mia mamma di telefonargli, se mi fossi sentita poco bene, perché il dialogo è stato breve, e di essere sempre a disposizione. Di idee strampalate non me ne vengono, ho solo l'inconveniente dei giramenti di testa, e questo provoca un torpore che mi fa venire sonno. Ma devo dire che è il valium a darmi sonnolenza, e quando una persona ha sonno sente il desiderio di riposarsi. Molte volte ho lo spauracchio, l'ho anche detto al professore, di riprendere l'esaurimento ma oggi le cure sono efficaci, la volontà non manca, e poi c'è sempre Premeno dove si sta veramente bene. Domenica mia mamma ed io ci siamo andate, abbiamo raccolto dei mughetti bellissimi che spandono profumi in tutta la camera. È veramente rilassante la montagna, e mi piace molto. In questo mese ho letto una rivista di psicologia ma è meglio che lasci perdere la psicologia perché è un periodo in cui devo pensare a stare calma in tutti i sensi. Poi forse, e me lo auguro proprio, troverò il mio equilibrio, e forse allora potrò pensare veramente al lavoro e al ragazzo, e ai mille hobby che vorrei fare: come ad esempio la lettura, la pittura e altre cose semplici che occupano la giornata facendola apparire più leggera e più interessante. Per questa estate non ho nessun programma perché non ho tempo e voglia di farlo, e penso di interessarmi della casa".

Il diario di Valeria si interrompe con queste parole di inquieta e arcana speranza: di una speranza nondimeno incenerita dall'esaurimento, come lei lo chiama, dalla oscura malattia dell'anima, dalla schizofrenia, che non le consentiva di continuare a scriverlo, e ne causava la degenza, a Novara, in ospedale psichiatrico, dove si trovava la sorella Angela.

L'insondabile mistero del dolore

Il diario ci fa conoscere, così, le illusioni e le attese, i sogni e i timori, di una adolescenza ferita dalla insicurezza e dalla inquietudine, e avviata ad essere presto lacerata dalla malattia che esordisce nei modi timidi e discreti, limpidi e singhiozzanti, con cui Valeria li descrive. Sono modi sfregiati dal dolore nei quali si rivela umbratile e luminosa la immagine umanissima e dolente di una esperienza di vita, la follia come metafora della vita, alla quale si è esposti in particolare nel corso della adolescenza così aperta ad ogni speranza, e ad ogni futuro, e così fragile e così vulnerabile dinanzi alla indifferenza e al silenzio dell'ambiente in cui si vive. Ma come avvicinarci al dolore, al mistero insondabile del dolore, che ha travagliata la vita di Valeria nei mesi in cui incominciava a stare male, e poi ancora più crudelmente quando rivedeva la sorella chiusa nelle alte mura del manicomio? Di quali parole, di quali parole del silenzio e del rispetto, si ha bisogno quando ci si confronta con il destino di una malattia così oscura, e così enigmatica, che i farmaci solo in parte riescono ad arginare? Vorrei che le parole di Valeria in questo suo diario sfrangiato, e solo apparentemente banale, entrassero nel cuore e nella memoria di chiunque di noi – ma è compito al quale tutti siamo chiamati – abbia a che fare con esistenze incrinate, e non solo nella adolescenza, dalla malattia: dal dolore, e dalla disperazione, che in essa si ribellano alle parole fredde e ghiacciate di ogni psichiatria che si limiti a descrivere, e ad analizzare, i sintomi, queste particelle disanimate e convenzionali, con cui si manifesta, ma non si esaurisce, la sofferenza psichica; senza ascoltarne il dolore che li riassume, e li trascende.

(Come ha scritto Ludwig Wittgenstein [153], e non potrei ora non ripetere le sue parole sfolgoranti e nomadi: "Che il mondo è il *mio* mondo si mostra in ciò, che i limiti *del* linguaggio (del solo linguaggio che io comprendo) significano i limiti del *mio* mondo"; e ancora: "Il mondo e la vita son tutt'uno". Sono parole che, soprattutto in psichiatria, non dovremmo dimenticare mai: testimoniano della radicale e sconvolgente importanza che le *nostre* parole, e il mondo a cui esse danno luogo, assumono in ordine alla loro pregnanza semantica, e alla loro significazione terapeutica, o non terapeutica.)

Il dolore, il dolore che si accompagna a ferite sanguinanti, non sempre visibili, dell'anima, fa parte della sintomatologia, e anzi della vita, di chi è curato; ma non dovrebbe nemmeno rimanere estraneo a chi cura: se si vuole tendere alla creazione di una salvifica comunità di destino che sia premessa alla conoscenza e alla cura delle malattie dell'anima. Esperienza, questa, che mi si è delineata nella sua piena palpitante dimensione clinica e umana dinanzi ai destini di Angela e di Valeria.

La ricerca dell'impossibile

Alla distanza di qualche anno l'una dall'altra, una delle malattie più oscure ed enigmatiche nella loro insorgenza e nel loro decorso, una emblematica esperienza schizofrenica insomma, ha segnato il destino di vita e di dolore di Angela e di Valeria; e ancora una volta la ricerca delle cause e delle motivazioni, che hanno condotto a questo destino, è stata una ricerca dell'impossibile. Nel contesto familiare, e in particolare nel modo di essere e di vivere della madre, non riemergevano modalità comportamentali ed esperienziali che fossero portatrici di indifferenza, di freddezza gelida e anarchica, di noncuranza, di oppressione, di esagerata, o inibita, emotività, di arida solitudine. Una infanzia, e una adolescenza, normali: come, almeno in Valeria, il diario testimoniava con parole semplici e sincere; e solo la malattia cambiava i modi di esprimersi delle due sorelle. Chiusa in una sua aspra e straziata solitudine, e in un suo linguaggio prosciugato e arido che sconfinava nel silenzio, Angela si era adattata all'ambiente manicomiale senza alcuna ribellione e con sola qualche intermittente aggressività. Cose che non si constatavano in Valeria: si faceva inquieta, e i farmaci non bastavano a frenarne l'agitazione, ma non veniva meno la fragile gentilezza del suo sorridere e del suo salutare. Il comune dolore delle due sorelle non poteva se non essere, almeno in parte, il nostro dolore. Alcuni anni passavano, la condizione di malattia, arginata dalla farmacoterapia e dalla socioterapia, si attenuava, e ricomparivano alcuni degli aspetti originari della personalità che si mescolavano con quelli determinati dalla malattia. Si infrangevano i confini pietrificati della condizione autistica; e, benché lacerate da un dolore senza fine, Angela e Valeria hanno poi potuto essere dimesse, consegnate ad una vita sociale dotata di senso, quando i modelli di cura, trasformandosi, sono divenuti territoriali.

L'angoscia di una madre

L'angoscia, in particolare, di una madre dinanzi alla insorgenza di una malattia oscura e insondabile, come è ogni malattia dell'anima, è senza confini; e l'ho conosciuta, e l'ho sperimentata ogni volta, cercando di trovare e di dire parole che non ferissero la verità, e che non spegnessero la speranza sull'andamento della malattia. Nella madre di Angela e di Valeria, mi sembra di vederla ancora oggi nella sua riservatezza e nella sua gentilezza, nella sua diafana magrezza e nella sua timidezza, nella sua disperazione, l'angoscia si delineava nella sua fiammeggiante intensità quando, dopo il ricovero di Angela, si chiedeva, e ci chiedeva, se anche Valeria si sarebbe potuta ammalare. La forma di vita schizofrenica non è ereditaria, la sua familiarità è solo occasionale, e così, benché non siano molte le certezze in psichiatria, ci siamo sentiti di dire alla madre che la malattia non si sarebbe ripetuta in Valeria. Non riuscendo a tranquillizzarla: l'angoscia, che è nella madre di una paziente, è dotata di sonde conoscitive ignote a quelle della ragione calcolante; e così l'angoscia faceva intuire alla madre di Angela e di Valeria la possibilità che anche la sua seconda figlia si ammalasse. Così è stato, e il suo dolore è stato così grande che, con il cuore in gola, abbiamo temuto il suo franare in una altra forma di sofferenza. Non si può non comprendere, del resto, come in altre madri l'angoscia si accompagni ad aggressività e alla inutile ricerca di infinite altre forme di cura; ma si deve rispettare ogni loro iniziativa e ogni loro illusione. Non c'è cura, in psichiatria, che possa fare a meno della collaborazione dei familiari dei pazienti: anche se è una cosa così facile e così difficile.

Le parole del silenzio

Mi sono indotto a rievocare questi frammenti di storie della vita di Angela e di Valeria, così incrinate dalla sventura, la parola tematica di Simone Weil, al fine di indicare la complessità e la molteplicità dei *Leitmotive* che si intrecciano nella genesi e nello svolgimento della malattia, e della sofferenza che si associa ai sintomi clinici della malattia: non di rado sopravvalutati nella loro parabola semantica e nella loro significazione patologica. Non sono i sintomi, ma la risonanza interiore ai sintomi che è diversa in ciascuno di noi, a sigillare la condizione di indicibile dolore dell'anima radicata in ogni esperienza psicotica; non dimenticando, del resto, che il dolore di una madre possa essere ancora più bruciante e ineliminabile che non quello di una figlia, o di un figlio, immersi nelle acque agitate e tempestose della follia. Certo, il volto divorato dall'angoscia e dall'attesa di una madre, come questa di Angela e di Valeria, mi è presente dolorosamente ogni volta che mi incontro con altre madri di altri pazienti, e mi ricorda come sia difficile, e sia necessario, ritrovare le parole del silenzio, e le parole del cuore, che riescano a dire qualcosa del dolore e della mancata rassegnazione al destino, e insieme della speranza, che non possono non essere presenti in chi cura. Così, se le nostre parole sanno testimoniare di una comunità di dolore e di speranza, possono essere di aiuto alla solitudine di ogni madre; benché non sappia se lo siano state alla madre di Angela e di Valeria che non ci è stato più possibile seguire nel suo cammino. (Non è davvero possibile fare psichiatria senza riflettere sulla importanza che, ai fini della cura, hanno le parole, e i silenzi, di cui ci serviamo in ogni incontro con i pazienti, ma anche con i loro familiari, e in particolare con le loro madri; e questo esige tempo: tempo dell'orologio e tempo interiore, tempo della clessidra e tempo vissuto, e non sempre questo avviene.)

La scienza che guarisce l'anima

Sulla scia di Angela e di Valeria, dolenti e indimenticabili figure che il destino mi ha fatto incontrare nei roveti ardenti di un manicomio, e della loro madre ferita da un dolore ancora più grande, e sconvolgente, vorrei essere riuscito a testimoniare qualcosa della grandezza e della miseria della psichiatria, e dei confini inenarrabili del dolore, e della malattia, dell'anima che nella follia raggiungono forse le loro dimensioni più inaudite e vertiginose.

Le cose, che sono venuto dicendo di Angela e di Valeria, e della loro madre, non possono non farmi pensare alle contraddizioni e alle ambiguità della psichiatria, o meglio ancora delle psichiatrie. Certo, la psichiatria oggi dominante è indirizzata a considerare i fenomeni psichici come epifenomeni delle attività neuronali: non essendole, così, possibile sfuggire al rischio di una reificazione, di una riduzione a cosa, dei pazienti. Le categorie conoscitive e diagnostiche, di cui si serve questa psichiatria, non possono non essere estranee alle febbrili esigenze di dialogo e di ascolto, così dolorosamente lampeggianti in chi sta male, alle quali è invece sensibile una psichiatria fenomenologica.

In un suo lontano lavoro [91] Carl Gustav Jung ha scritto cose di una drastica chiarezza, e di una palpitante attualità, in ordine alle fondazioni conoscitive della psichiatria. "La psichiatria è la cenerentola della medicina. Tutte le altre discipline hanno su di essa un grande vantaggio: il metodo delle scienze naturali"; e ancora: "La psichiatria, la scienza che guarisce l'anima, invece, sta ancora davanti alla porta e cerca invano d'impadronirsi dei metodi di misura e valutazione delle scienze naturali. È vero, noi sappiamo già da tempo che c'è un determinato organo, il cervello; ma solo al di là del cervello, al di là del substrato anatomico v'è ciò che per noi è importante, vale a dire l'anima, entità da sempre indefinibile, e che continua a sfuggire anche ai più abili tentativi di afferrarla".

Non si può, direi, guardare al futuro, a quello che sarà il futuro della psichiatria come scienza naturale, o come scienza umana, se non si riflette sul passato, su quelle che sono state le esperienze e le conoscenze del passato; e le folgoranti conclusioni di Jung ci consentono di capire come le relazioni fra anima e corpo non possano essere risolte con la identificazione dell'anima nel corpo. Cosa che sarà drasticamente ribadita dieci anni dopo da Kurt Schneider [138], uno dei più grandi psichiatri del secolo scorso, nei suoi lavori di una sconvolgente radicalità nei quali si è sostenuta la inconciliabilità di principio fra i fenomeni psichici e quelli cerebrali.

Certo, la neurochimica e la neurofisiologia, la neurobiologia, sono articolazioni tecnologiche enormemente più sofisticate di quella che è stata agli inizi del secolo scorso la istologia microscopica; ma le questioni epistemologiche in ordine alla natura delle relazioni fra l'anima e il corpo si configurano oggi con analoghe implicazioni metafisiche, e con analoghe implicazioni pratiche. Come non ricordare, a questo riguardo, quello che ha sostenuto in anni lontanissimi Wilhelm Griesinger al quale si deve nondimeno la celebre affermazione che le malattie psichiche sono malattie cerebrali? Nel 1861 egli scriveva [74]: "Sapessimo anche tutto ciò che avviene nel cervello nel corso della sua attività a che cosa servirebbe?"; e cioè: "Come un processo materiale, fisico, che abbia luogo nelle fibre nervose, o nelle cellule gangliari, possa trasformarsi in un'idea, in un atto di coscienza, è del tutto inspiegabile. Non abbiamo alcuna idea di come sia anche solo formulabile la questione sulla presenza e sulla natura dei processi intermedi fra le cellule nervose e la coscienza"; e, nemmeno se un angelo scendesse oggi dal cielo, e ci spiegasse tutto, noi comprenderemmo. Così, in antitesi alla tendenza oggi dominante, ancora più di ieri, a ridurre lo psichico al somatico, ciò che è vivo a ciò che è morto, Griesinger riconosceva come oggetto della ricerca in psichiatria gli stati di cose esperienziali, gli andamenti della vita interiore, e cioè i *qualia,* che sono le componenti qualitative soggettive associate ad una esperienza fenomenica, o ad una sensazione. (Alla inaugurazione della Clinica psichiatrica della Università di Berlino, nel 1867, Griesinger [75] invitava gli studenti a non inaridire gli slanci del loro cuore dinanzi alla follia, e a partecipare con calore alla infelicità umana dei pazienti.)

Non si può non scegliere

Non si può insomma non scegliere, vorrei ribadirlo, fra una psichiatria descrittiva e freddamente oggettivante, e una psichiatria incentrata sulla vita interiore, sulle esperienze soggettive, sui significati che si nascondono nelle azioni di ciascuno di noi. Al di là dei conflitti teorici non si può ignorare che le applicazioni pratiche della psichiatria naturalistica non hanno saputo evitare la creazione di oscure istituzioni manicomiali, e quelle della psichiatria fenomenologica hanno invece condotto alla loro cancellazione, e alla loro sostituzione con servizi di psichiatria immersi nel mondo della vita, e anche ad una ben diversa interpretazione della malattia in psichiatria. Certo, le cose, che ho scritto di Angela e di Valeria, la narrazione dei loro stati d'animo e delle loro esperienze vissute, non sarebbero state possibili se non nel contesto di una psichiatria della soggettività e della intersoggettività.

Vorrei ora ricordare le cose che Franco Basaglia ha scritto [8] in ordine alla soggettività, alla interiorità, come orizzonte di senso della psichiatria. "Ma gli uomini non sono oggetti che possano essere posti in qualunque ordine. Più precisamente, dobbiamo aver chiaro che l'uomo è un animale sociale, è una persona e un individuo, un soggetto"; e ancora: "Parlando per assurdo, potrei alimentare tutti gli uomini, offrire casa a tutti, creare condizioni di conforto materiale che possano soddisfare tutti. Tuttavia, il dolore che opprime l'uomo, l'angoscia di ogni giorno nella relazione con gli altri uomini, tutto questo io non posso risolverlo. Questa angoscia esistenziale fa parte dell'uomo, è una realtà, e tale relazione tra l'ordine sociale e la dimensione esistenziale rappresenta la contraddizione e l'opposizione della nostra vita. Non c'è ricetta, né dal punto di vista politico, né a livello di buona volontà che possa risolvere questa contraddizione". Nel contesto di una psichiatria rivalutata come scienza umana, come scienza della intersoggettività, anche la diagnosi non è più considerata nella sua fredda dimensione categoriale; ma è riconsiderata nella sua dimensione problematica e interpersonale. Ancora Basaglia [6] ci dice che, in psichiatria, si è ogni volta dinanzi alla scelta fra una interpretazione ideologica della malattia, che tenda a fare diagnosi esatte con l'incasellamento dei sintomi in uno schema precostituito, *e* un incontro con il paziente che si svolga su di una dimensione nella quale la classificazione della malattia abbia, e non abbia, importanza. Saremmo, nel primo caso, schedatori di cartelle per un centro meccanografico, e nel secondo caso saremmo alla ricerca di un ruolo che ci metta alla pari, per quanto sia possibile, con il paziente in una dimensione nella quale la malattia viene husserlianamente messa fra parentesi.

Ovviamente, dicendo queste cose, non si vuole negare il significato della diagnosi in psichiatria ma solo relativizzarne, e umanizzarne, gli orizzonti conoscitivi; nella consapevolezza critica che gli orientamenti diagnostici essenziali siano quelli che consentano di distinguere le sintomatologie psicotiche, depressive e schizofreniche, da quelle neurotiche, che fanno parte della vita di ciascuno di noi, e ancora che le infinite articolazioni diagnostiche nelle une e nelle altre non siano se non costruzioni problematiche, e ideologiche, arrischiate e inutili. In Angela e in Valeria, la diagnosi è stata quella di schizofrenia, e non avrebbe avuto senso andare alla inutile e arida ricerca delle infinite possibili varianti sintomatologiche della malattia che non consentono di coglierla nella sua forma, nella sua *Gestalt*, unitaria e dotata di senso, e che non hanno in fondo alcuna reale significazione terapeutica.

Consonanze e dissonanze

La conoscenza dei modi di essere della malattia, delle sue metamorfosi emozionali, si fonda sulla articolazione dialettica di una soggettività, quella di chi cura, che si confronta con quella di chi è curato, nel contesto di una relazione interpersonale mai statica e immobile, e sempre invece oscillante e mutevole, che si avvicina di volta in volta, e di volta in volta si allontana, da quello che avviene nelle due soggettività contrapposte. Ci sono pazienti, chiusi nella loro voragine autistica, che rifiutano la parola come possibilità di relazione, e che rivivono come aggressive, come radicalmente antiterapeutiche, le parole, che rivolgiamo loro, dalle quali sono indotti a rinchiudersi ulteriormente nella propria solitudine. Sono pazienti che non possono accettare, come strumento di comunicazione, se non il silenzio: il silenzio di chi cura, e il silenzio di chi si avvicina a loro. Il linguaggio del silenzio si sostituisce al linguaggio delle parole nel creare una relazione dotata di senso per chi è curato ma anche per chi cura; in questa enigmatica circolarità di esperienze. Nulla riusciremmo a conoscere, e a cambiare, di una vita psicotica senza il linguaggio del silenzio: di un silenzio che nasca dal cuore, e che riesca così a testimoniare di una vicinanza, e di una presenza, umane.

Sono considerazioni astratte, o filosofiche? Apparentemente sì, e nondimeno nel contesto del suo discorso fenomenologico, che ha cambiato il modo di fare psichiatria, Basaglia non sosteneva forse che la psichiatria non possa non andare alla ricerca del suo significato nella filosofia? Questa è la sola in grado di fare comprendere alla radice l'uomo, i problemi del senso e del non-senso della vita, i modi del suo porsi di fronte al mondo, e le sue possibilità di essere autentico, o di non esserlo. Alla psichiatria non può nemmeno mancare, del resto, la coscienza che i sintomi della condizione psicotica, della condizione schizofrenica, cambiano, e si modificano, in continua correlazione con quello che avviene nei contesti relazionali. Ci sono pazienti che delirano con alcuni psichiatri, e non delirano con altri; e questo conferma ancora una volta la plasmabilità dei sintomi psicopatologici. Le forme di sofferenza psichica, la tristezza e la inquietudine, la disperazione e la rassegnazione, l'angoscia e la ossessività, la fabulazione isterica e le allucinazioni, le esperienze deliranti e quelle maniacali, non sono se non sintomi liquidi nel senso [9] che ne ha dato Zygmunt Bauman. Così, in Angela e in Valeria, i sintomi si accentuavano, e si smorzavano, nella misura in cui nascevano nei contesti relazionali dissonanze o consonanze, lontananze o vicinanze emozionali, incomprensione o comprensione delle ragioni della loro sofferenza, e della loro disperazione.

(Sono problemi, questi, con cui Umberto Galimberti nei suoi splendidi libri [65] [66] [67] si è confrontato con radicali riflessioni nutrite della sua cultura filosofica, e della sua formazione junghiana, giungendo a riformulare modelli di conoscenza e di cura della sofferenza psichica; e da uno di questi libri [67] alcune sferzanti considerazioni: "A proposito delle malattie mentali il nostro serbatoio di ignoranza è senza limiti, ma nostre sono anche le confusioni concettuali che le nuove conoscenze e soprattutto le nuove definizioni e le nuove diagnosi non aiutano a eliminare, con buona pace di tutti i rigidi seguaci del Dsm (il manuale diagnostico-statistico) che si attaccano alle sue definizioni come un naufrago a tutto quel che gli capita sotto mano per non affogare nel mare dell'incertezza e della non conoscenza".)

Le domande che non hanno fine

Non hanno fine le domande sui modi con cui ciascuno di noi possa reagire alla presenza del dolore dell'anima e dell'angoscia, della disperazione e della malattia, e ancora sui modi con cui si possa andare incontro alla depressione e alla schizofrenia. Se ci sono in noi capacità di immedesimazione, e di ricostruzione immaginativa, in quello che avviene negli altri non è difficile scendere negli abissi della vita interiore nostra e altrui; ma è invece, almeno per ora, quasi impossibile analizzare, e riconoscere, le cause che ci fanno entrare nelle aree tematiche della depressione e della schizofrenia. Sulla scia del destino di vita di Angela e di Valeria, ho voluto riflettere sui modi con cui la follia, nella sua dimensione semantica di malattia dell'anima, possa nascere nel cuore dell'adolescenza, e non possa essere interpretata nella sua radicale ragione d'essere se non nel solco di una comprensione emozionale dei suoi orizzonti di senso. Questo mio discorso sul dolore e sulla follia in noi, e fuori di noi, ha voluto fare riemergere le esili e stremate figure di Angela e di Valeria, immerse in una follia diversa da quella abitualmente intesa come esperienza alla quale non sia possibile riconoscere dignità e umana significazione. La follia è in noi, e l'esserne radicalmente estranei, indebolisce, e forse inaridisce, le nostre possibilità di comprendere e di aiutare gli altri quando stanno male. La follia è sorgente di dolore e di disperazione, di perdita di speranza e di slancio vitale, sia in chi ne sia sommerso sia nei familiari. Questo non è possibile dimenticarlo mai, e nondimeno non è giusto considerarla come una esperienza svuotata di senso, e segnata da un destino fatale al quale non sia possibile sottrarsi. Il mistero del dolore, e del dolore che nutre di sé la follia, è insondabile; ma questo non esclude la necessità, anche etica, di ripensare alle cose senza abbandonarsi alla rassegnazione, e alla disperazione. Riflettere sul destino di Angela e di Valeria non è tempo perduto, ma tempo ritrovato, nella ricerca di quello che noi siamo, di quello che potremmo essere, e infine di quello che ci è possibile fare per gli altri: lenendo il loro dolore, ed essendo loro vicini con le cure necessarie, certo, ma anche nella solidarietà e nella speranza.

Se muore la speranza

Se muore la speranza, come avviene quando la malattia dell'anima scende in Angela e in Valeria, è mai possibile continuare a vivere? Noi non viviamo ma speriamo di vivere: questo ci dice Blaise Pascal [124]; e Giacomo Leopardi [101] con parole non lontane da queste: "La speranza, cioè una scintilla, una goccia di lei, non abbandona l'uomo, neppur dopo accadutagli la disgrazia la più diametralmente contraria ad essa speranza, e la più decisiva". E ancora, dopo avere parlato della speranza come di una passione, e di un modo di essere, ci ripete che l'uomo senza speranza non può assolutamente vivere. La speranza è apertura al futuro, certo, e nondimeno come definirla? Le cose, che ne scrive Cristina Campo [39] in una lettera a Mita, non sono, certo, leopardiane. È a Roma, arriva con fasci di rose rosse a casa di un amico, un grande scrittore italiano, Corrado Alvaro, che sta morendo, e con la moglie non riesce a parlare se non di speranza; ma di quale speranza? "Sappiamo entrambe che cosa intendere con 'speranza'. Tutto e niente, il probabile e l'inverosimile. Sotto le loro finestre la scalinata della Trinità scompare tra le azalee, bianche e purpuree. Una cascata di fuoco e neve, come il nostro possibile-impossibile." (Ancora più lontane da ogni possibile trascendenza le parole di Marina Cvetaeva [54]: "'La speranza ha ali.' Le mie, di speranze, sono pietre sul cuore: desideri che senza aver avuto il tempo di diventare speranze, subito, anzi ancor prima di essere, sono stati pena, peso, piombo. Che Dio mi conceda di non sperare più nulla per me!".)

Vorrei chiedermi ora se Leopardi e Pascal da una parte, e Cristina Campo dall'altra, dicendo cose bellissime e inenarrabili, conoscessero le eclissi della speranza che si manifestano quando si accendano in noi le fiamme divoranti della malattia dell'anima. Non lo so, e nondimeno so che, se non riusciamo a mantenere viva in noi una scintilla, o almeno una goccia, di speranza, quando ci incontriamo con chi, come Angela e Valeria, ha perduta la speranza, ne rendiamo definitiva la scomparsa. Anche se è così difficile definire, e capire, cosa sia la speranza, non potrei insomma non ricordare ancora una volta, con Walter Benjamin [11], che essa ci è data solo per chi non ha più speranza. Cosa può mai significare questo? Una cosa sola: la speranza è come una goethiana stella cadente che, nelle sue vertiginose dissolvenze, è così difficile vedere, ma di essa non è possibile fare a meno se il destino ci fa incontrare in vita la malattia dell'anima: la follia; la sua fragilità, e la sua indifesa gentilezza; la sua disperazione. La speranza, la speranza contro ogni speranza, è un dovere etico: è una zattera sulla quale chi cura, e chi è curato, possano insieme, anche se in modi diversi, imbarcarsi; e queste non sono solo parole.

3. L'immagine sociale della follia

L'immagine sociale della follia non può non aggiungersi alle altre immagini, quella psicopatologica, quella fenomenologica, e quella creativa, che sono venuto delineando in queste pagine consegnate alla ricerca e alla definizione di una follia *diversa* dalla immagine che si ha di essa abitualmente. L'espressione paradigmatica della follia non è la depressione, certo, ma la schizofrenia che ha sigillato il destino di Angela e di Valeria, e vorrei ora ridefinirla nelle sue fondazioni psicopatologiche e fenomenologiche.

La prima e immediata immagine, che si ha della follia, è quella di una forma di vita che non abbia nulla a che fare con la vita considerata *normale*, e nella quale si alternino insignificanza umana, incapacità di provare sentimenti ed emozioni, insensibilità, indifferenza ai valori, dissociazione mentale, aggressività e, *slogan* che riunisce in sé il senso dilagante di queste infinite discriminazioni, violenza. Le radicali e rivoluzionarie modificazioni nelle forme di cura e di assistenza oggi possibili nella psichiatria italiana, la più avanzata nel mondo (non c'è enfasi nel dire questo ma solo implacabile constatazione), hanno condotto, come si sa, alla chiusura degli ospedali psichiatrici ma non hanno ancora portato alla cancellazione dei pregiudizi che portano alla negazione dei significati della sofferenza psichica della quale, fra l'altro, si continua ad avere paura.

Sullo sfondo delle cose, che sono venuto dicendo, vorrei articolare (ora) qualche considerazione sulla (dominante) immagine sociale della follia.

La follia non è violenza

La follia non è violenza, la follia non è evento naturale bruciato dalla insignificanza, la follia è ancora esperienza storica (anche se immersa in una storia nutrita di angoscia e di dolore, di tristezza e di disperazione), ed è esperienza sociale. La violenza, che talora si manifesta in aree isolate della follia, è drasticamente meno frequente che non quella delle persone *normali*; e anche questa è una cosa (una realtà) che l'opinione pubblica tende facilmente, troppo facilmente, a ignorare e a dimenticare. La follia, vorrei ancora una volta ripeterlo, non è qualcosa di radicalmente estraneo alla nostra vita: è *una* possibilità umana che è in noi con le sue ombre e con le sue penombre; con le sue agostiniane inquietudini e con le sue incandescenze emozionali; con le sue struggenti e umbratili risonanze. Ma la stigmatizzazione (nasce da *stigma*, contrassegno crudele, marchio e impronta, che nell'antica Grecia veniva impresso sulla fronte degli schiavi) è fatale evenienza sociale che, oggi ancora, scende come una radente ghigliottina sulla vita di chiunque fra noi sia lambito, o sia sommerso, da umane esperienze che sconfinino nelle aree così indistinte, e così camaleontiche, di una follia reale, o immaginaria.

Alla stigmatizzazione, che si estende in modi diversi nelle diverse culture, non è facile sfuggire, e ad essa si accompagnano fenomeni di emarginazione, di separatezza e di svalutazione, e di vertiginosa *de-escalation* sociale. Le conseguenze sociali e psicopatologiche della stigmatizzazione possono crescere fino a trasformarsi in una seconda malattia che si aggiunge a quella originaria, e che di questa può essere ancora più ostinata, e ancora più grave. La psichiatria non può non contestare una immagine, così deformata, della follia, e non può non rimetterne in drastica evidenza gli orizzonti di senso radicati nella sua realtà e nella sua genesi multifattoriale che non è solo psichica, e biologica, ma sociale.

La psichiatria, del resto, o è psichiatria sociale o non è psichiatria.

L'immagine impossibile

Le ricerche di Erving Goffman [71] hanno dimostrato quali profonde e laceranti conseguenze sui modi di essere di una malattia, quella psichica in particolare, abbiano i pregiudizi che si alimentano di indifferenza, di paura, di diffidenza, e di aggressività, consapevole o inconsapevole. L'immagine negativa della sofferenza psichica ne dilata vertiginosamente le aree di dolore e di angoscia, di solitudine e di isolamento, di disperazione e di nostalgia della morte volontaria; e nel solco di questa crudele connotazione sociale si fa ancora più fatica ad accettare la propria malattia, e la propria sofferenza. Le relazioni interpersonali non possono non divenire precarie, e difficili, quando ci sia in noi la percezione, o la intuizione, della diffidenza e della paura che si colgano negli sguardi, e nei gesti, dei compagni di scuola e di lavoro, delle persone amiche e talora dei familiari. Anche quando la malattia guarisce non si spengono nell'ambiente circostante la insicurezza e la paura, la insofferenza e il rifiuto, la perdita di prestigio sociale, e questo nel vortice di ostinati e persistenti fenomeni di emarginazione che trascinano con sé isolamento sociale e solitudine radicale.

In questi vortici stigmatizzanti non precipitano solo persone che abbiano, o abbiano avuto, disturbi psichici con conseguenti cure farmacologiche, e con eventuali degenze ospedaliere, ma anche persone semplicemente sfiorate da emozioni ferite come sono l'ansia, la inquietudine, la tristezza, la timidezza, la fragilità, la paura, la ipersensibilità, che fanno parte della vita, e che segnano il cammino interiore dei migliori fra noi. La debolezza è la nostra forza, come ha scritto san Paolo [123] ma è una verità difficile da accettare: non si concilia con i paradigmi, oggi trionfanti, del mondo in cui viviamo, e che ci vede gli uni estranei agli altri, gli uni e gli altri intimoriti, e infastiditi, dalla fragilità, che è una possibilità umana dotata di senso.

Se non riconosciamo in noi il valore inestimabile della fragilità, non ci sarà possibile accogliere quella degli altri. Ci sono fragilità psichiche che assumono l'umbratile volto della timidezza, questa ferita dell'anima così sanguinante e così nascosta agli occhi degli altri, così iridescente e così lampeggiante nel breve trascorrere di un sorriso, e di una lacrima, o il volto della tristezza leopardiana, e quello della gentilezza che Simone Weil ha descritto nella sua impalpabile e luminosa (indicibile) inconsistenza materica. Non c'è fragilità che non si accompagni a grande sensibilità, e che non sia ferita dalla disattenzione e dal silenzio ghiacciato del cuore; e ancora non c'è fragilità che non aneli all'ascolto, e al dialogo, ogni volta cercati e ogni volta perduti. Come non pensare poi alle fragilità fisiche, legate alla presenza di un *handicap* che la malattia, o un incidente, ha trascinato con sé, e che non può non intrecciarsi a fragilità psichiche ugualmente dolorose? Le une e le altre testimoniano di una inenarrabile dignità umana che le nostre parole, e i nostri gesti, facilmente feriscono. (Non solo l'esperienza della follia, ma anche l'esperienza della timidezza e della fragilità sono oggi considerate in non pochi ambienti sociali come esperienze inutili e svuotate di senso: inconciliabili con le esigenze di efficienza e di produttività che sono gli idoli della modernità.)

I luoghi della esclusione

La più evidente e generalizzata stigmatizzazione della follia, nella quale si faceva rientrare ogni forma di sofferenza psichica, e di *diversità,* si è realizzata, nel corso dei due ultimi secoli, nella creazione degli ospedali psichiatrici, dei manicomi, come luoghi di cura (di una cura impossibile), e soprattutto di sorveglianza e di esclusione. Luoghi, abitualmente lontani da ogni centro abitato, contrassegnati dalle alte mura (reali e simboliche) della separazione e della cancellazione della propria identità. Luoghi in cui si entrava, e da cui magari non si usciva più, o in ogni caso non si usciva se non dopo lunghi periodi di tempo. Luoghi in cui, almeno in Italia, ancora venticinque anni dopo la scoperta e la utilizzazione di farmaci antipsicotici, antidepressivi e ansiolitici, si continuava a ledere la dignità e la sensibilità dei pazienti: a lungo, talora per mesi e talora per anni, contenuti, o impediti di uscire dalle stanze pietrificate dal silenzio e dalla oscurità; dal deserto delle emozioni e delle speranze. Luoghi in cui la stigmatizzazione rinasceva dal pregiudizio insanabile sulla inguaribilità dei disturbi, e sulla inutilità di ogni cura che non fosse quella farmacologica: adottata talora selvaggiamente, e non accompagnata dalla applicazione di metodi psicoterapeutici e socioterapeutici così indispensabili ad ogni rigorosa programmazione terapeutica. Luoghi in cui la malattia veniva radicalmente accentuata, ed esasperata nei suoi aspetti psicopatologici, dalla inerzia e dalla indifferenza, dalla paura e dal rifiuto, dalle negligenze e dalla noncuranza, nemmeno sempre consapevoli, di chi aveva il compito di curare, e che si confrontava ogni giorno con le frontiere aperte della follia senza coglierne gli orizzonti di senso ignorati, o rimossi, dimenticati, o incompresi. Luoghi in cui si venivano creando forme di sofferenza psichica artificiali, indotte *non* dalla malattia *ma* dall'isolamento, e dalla glaciale aridità dialogica, con cui ci si incontrava con i pazienti. Luoghi in cui non si prestava attenzione alle diverse forme con cui si esprimono la follia femminile e la follia maschile: questa, non sempre ovviamente, orientata a modalità comportamentali più facilmente inclini alla aggressività e alle dissonanze emozionali; quella tematizzata da fragilità e da riservatezza, da risonanze interiori e da introspezione, da gentilezza, e senza aspre conflittualità. Luoghi, infine, nei quali si continuava a vivere, e a morire, nel dolore e nella solitudine fino a quando, nel 1978, la legge di riforma psichiatrica ne ha determinata la cancellazione, e la loro sostituzione con servizi di psichiatria negli ospedali civili, e con la realizzazione di servizi ambulatoriali e di comunità terapeutiche.

(Nemmeno oggi nei servizi di psichiatria ospedaliera è davvero cambiata la climax, che continua ad essere quella manicomiale, immersa in una esclusiva farmacoterapia alla quale non si accompagnano dialogo e ascolto, immedesimazione e partecipazione emozionale, con la ovvia conseguenza che non si rinuncia a tenere sbarrate le porte dei reparti, e a contenere crudelmente i pazienti. Sulla scia di una arida neutralità emozionale non ci si preoccupa dei modi di essere della interiorità, della soggettività, di chi è negli abissi del dolore, e ci si perde in una ghiacciata temeraria, e inutile, ricerca dei sintomi della malattia: ignorandone le fondazioni fenomenologiche e interpersonali. La grande rivoluzione metodologica e conoscitiva realizzata dalla legge di riforma italiana non può non continuare ad essere la meta ideale di ogni psichiatria degna di questo nome; anche se è necessaria nei diversi componenti di una *équipe* curante la febbrile comune riflessione sugli orizzonti di senso di una psichiatria che giunga alla radicale rivalutazione psicologica e umana dei fenomeni di sofferenza psichica. Mai si sarebbe giunti alla cancellazione dei manicomi *se* le modalità di diagnosi e di cura fossero state quelle oggi dominanti: orientate alla ghiacciata dissezione anatomopatologica della vita psichica.)

La follia incompresa

La radicale stigmatizzazione, quella manicomiale, della follia è stata (così) cancellata; ma non si può dire la stessa cosa dei pregiudizi che continuano a negarne significazione psicologica e umana. Quanta diffidenza, quanta paura, quanta incapacità nel cogliere l'immagine autentica e umana della sofferenza psichica, quanti pregiudizi nel non riconoscere la dimensione interpersonale e sociale della follia che è *una* possibilità radicata nella condizione umana, quanta resistenza nel seguire il cammino della conoscenza interiore che ci farebbe riscoprire il senso *comune* del dolore e della inquietudine dell'anima, della malinconia e della angoscia, quanta poca disponibilità ad ascoltare il silenzio, che grida nel deserto, delle anime ferite dalla solitudine, e insomma quanta impazienza, dilagano ancora oggi nei cuori pietrificati dalla paura e dall'ansia, dalla indifferenza e dalla noncuranza; e questo sia nella scuola sia nei luoghi di lavoro sia nelle quotidiane relazioni interpersonali, e talora in quelle familiari. (Ci sono inquiete e negative risonanze sociali anche dinanzi alla insorgenza di una depressione, e una diagnosi sbagliata può lasciare tracce incancellabili nella psicologia di chi ne abbia sofferto, e in quella dei familiari. Una depressione è tollerata senza grande angoscia solo nella misura in cui *non* si accompagni a degenze ospedaliere, perché, altrimenti, rinasce il filo spinato della stigmatizzazione e della esclusione. La si associa alla idea, e al fantasma, di una altra depressione, quella che si ha dopo il parto, e che, questa sì, si accompagna talora al rifiuto del dolore e della vita; dimenticando che è estremamente infrequente, e radicalmente curabile.)

Nel gorgo dei pregiudizi

La cascata inesorabile di pregiudizi sommerge in particolare le esperienze schizofreniche che, nonostante la loro evoluzione sempre più contrassegnata da guarigioni cliniche e da guarigioni sociali, continuano ad essere rivissute come esperienze perdute ad ogni orizzonte di senso. Non si sanno cogliere le tracce di umanissima sofferenza e di inesausta fragilità che, lo ha scritto Manfred Bleuler [22], sono in esse, e che non riemergono se non quando ci si avvicina ai pazienti con una profonda umana disponibilità, e con un atteggiamento interiore nutrito di amore. Ma quali sono le distorsioni, e le deformazioni, che oscurano la conoscenza e la interpretazione della schizofrenia? Quali sono le immagini comunemente associate al pensiero e alla realtà di una schizofrenia? La malattia è falsamente considerata ereditaria, pericolosa, inguaribile, portatrice di aggressività, incapace di emozioni, e non si giunge a capire che in essa non c'è il deserto delle emozioni ma ci sono la paura e l'ansia di manifestarle. Dalla sua forma di vita, dalla sua indifesa chiusura-apertura, continuano a sgorgare nostalgici desideri di vicinanza e di dialogo; e, se non si sanno intravedere questi straziati slanci del cuore, non si potrà avere mai l'immagine adeguata della schizofrenia. I pregiudizi non influenzano solo la evoluzione della malattia, frenandola nella sua risoluzione, ma rendono ancora più difficile il reinserimento sociale dei pazienti: lacerati dalla malattia, e ancora di più dai pregiudizi che su di essa si stratificano. Crescono gli ostacoli a ritornare al lavoro, o a trovarne un altro; e non infrequentemente i pazienti vedono incrinati i loro legami matrimoniali. Le persone amiche temono, o non si sentono più, di rimanere accanto a loro, e dilaga la solitudine che diviene isolamento.

Come cambiare l'immagine della follia

Cosa è possibile fare, cosa è possibile dire, al fine di ricondurre l'immagine sociale della schizofrenia alle sue reali dimensioni psicologiche e umane? Come è possibile farne riemergere l'immagine autentica e dolorosa nelle sue diverse forme di espressione? Sono domande alle quali non è facile dare una risposta: nella misura in cui i pregiudizi si alleano a ostinate immagini mediatiche nell'orientare l'opinione pubblica ad una distorta percezione della sofferenza psichica. Ma non può morire la speranza che la psichiatria sia sempre più radicata nella vita sociale, e sia sempre più aperta alla collaborazione con i movimenti di volontariato, e con la scuola che è, o dovrebbe essere, matrice costante di educazione alle infinite problematiche psicologiche e umane della vita, e della vita ferita dal dolore in particolare.

Non potrei non ricordare, a questo riguardo, la splendida iniziativa, realizzata in Austria in alcune scuole di Innsbruck, nelle quali sono tenute agli studenti regolari lezioni sul tema della follia, sulle sue cause e sulla sua cura, sui pregiudizi che la oscurano. La scuola si costituisce come luogo di conoscenza non solo culturale e scientifica, ma anche psicologica e umana, così importante (oggi) nelle stagioni oscure del consumismo trionfante che tende a riconoscere valore ai soli paradigmi testimoniati dall'*homo faber*, e a negare valore alla fragilità e alla gentilezza dell'anima, alla solidarietà e all'amore, alla contemplazione dell'infinito e all'attesa di Dio: le parole, come sempre inenarrabili, di Simone Weil.

Dalla scuola insomma non possono non nascere orizzonti di senso e di speranza che abbiano a modificare in un futuro vicino, o lontano, l'attuale immagine sociale della follia; e in essa è necessario confrontarsi con il tema del dolore e dell'angoscia, con quello della malattia e della follia.

L'ansia e l'angoscia

Come descrivere gli elementi costitutivi della schizofrenia, e come farne riemergere l'immagine reale? Le sue fondazioni emozionali si radicano nell'angoscia; e da questa vorrei riprendere il mio discorso di sensibilizzazione ai significati e ai valori della sofferenza psichica. La schizofrenia è strettamente intrecciata all'angoscia già a partire dai suoi esordi; ma non è possibile parlare di angoscia senza chiarire le sue correlazioni tematiche con l'ansia. L'una e l'altra si identificano, sono la stessa cosa, o si distinguono nei loro orizzonti di senso? Certo, è possibile intendere l'ansia come una esperienza emozionale che non ha una connotazione patologica; e l'angoscia come una esperienza emozionale radicale e profonda che sconfina nella patologia. Ma è possibile considerare l'ansia come una esperienza emozionale che riguarda la sola nostra vita psichica, e l'angoscia come una esperienza emozionale che si accompagna a risonanze fisiche, a risonanze corporee, talora sconvolgenti. Il dolore cardiaco, il dolore conseguente ad infarto, testimonia di una ansia iniziale che è solo psichica, e che si trasforma poi in angoscia dalle dolorose risonanze corporee. In ogni caso, al di là delle analogie sintomatologiche, e degli sconfinamenti possibili dall'una all'altra, vorrei, seguendo la prima delle due interpretazioni, considerare l'angoscia come condizione emozionale (patologica) di radicale importanza in ordine alla comprensione e alla genesi di esperienze psicopatologiche come sono quelle schizofreniche; e l'ansia come condizione emozionale (*non* patologica) che ha a che fare con esperienze psicologiche come sono quelle che riemergono dalla vita comune di ogni giorno.

Vorrei ora chiedermi: al di là di questa distinzione l'ansia ha sempre una connotazione negativa, e si deve cercare di cancellarla immediatamente, e ad ogni costo? Non è se non un sintomo-bersaglio che i farmaci, quelli ansiolitici così familiari e così diffusi in tutto il mondo, devono sempre rimuovere? Quanti genitori, e quanti insegnanti, ancora prima di analizzare le cause di un'ansia normale nell'infanzia e nell'adolescenza, e non infrequentemente nutrita da qualche loro atteggiamento, non si precipitano a chiedere ai medici di famiglia farmaci ansiolitici? Certo, genitori, e insegnanti, così determinanti nel condizionare i modi di essere e di comportarsi in queste età della vita, non sempre sentono il bisogno, ci vuole molto tempo, di ascoltare e di analizzare le parole di cui si servono, e nemmeno di immedesimarsi nelle emozioni che provano, e di quelle che destano nell'anima dei loro figli, e dei loro alunni. Così, rimuovere ogni condizione ansiosa è cosa sbagliata e arrischiata: l'ansia è suscitatrice di tensione, certo, ma anche di attenzione a quello che avviene in noi e nel mondo; e alla sua normalizzazione forzata può associarsi una sensazione interiore di vuoto e di perdita di slancio vitale.

(Cosa dire del dilagare di una diagnosi di disturbo da deficit dell'attenzione e iperattività [ADHD]: considerato come sintomo di una condizione ansiosa emblematica dei bambini a partire dai sei anni di età, e come conseguenza di un disturbo del sistema dopaminergico? Non si tiene presente la radicale importanza del contesto familiare e scolastico, del contesto sociale, nel trascinare con sé insicurezza e ansia in bambini che hanno bisogno di ascolto e di attenzione, di pazienza e di silenzio, e a cui invece il medico prescrive metilfenidato cloridrato [ritalin]: nella illusione di avere trovata la soluzione ai complessi problemi psicologici di un bambino di questa età. Si giunge a parlare di eredità familiare, tale da esigere immediata farmacoterapia, senza pensare alla influenza che condizioni ansiose nei genitori causano esperienze analoghe nei loro bambini. Come scrive Egon Fabian, in un suo bellissimo libro [61], gli enormi investimenti finanziari dell'industria farmaceutica sul ritalin hanno fatto in modo che più di dieci milioni di bambini nel mondo ne siano curati così, e che solo in Germania la sua somministrazione sia vertiginosamente cresciuta fra il 1993 e il 2006. Le fondamentali radici psicologiche dell'ansia infantile, e anche di quella adolescenziale ovviamente, vengono ignorate. Cose conseguenti, anche queste, alla distorta immagine sociale della sofferenza psichica che viene così frequentemente attribuita alle sole cause neurobiologiche, e consegnata alle sole cure farmacologiche.)

L'angoscia psicotica

Vorrei ora confrontarmi con i mari oscuri e tempestosi delle emozioni ferite che rinascono negli esordi inquietanti e ambivalenti della schizofrenia intrecciandosi alle allucinazioni e ai deliri. La schizofrenia acuta si inizia di solito nelle stagioni adolescenziali della vita con fiammeggianti lacerazioni emozionali intessute di angoscia e di tristezza, di inquietudine e di smarrimento; ma la cifra tematica ne è quella dell'angoscia che si accompagna alla distorta esperienza del tempo e dello spazio, del corpo e delle relazioni interpersonali. L'angoscia si accompagna ancora a modificazioni profonde della nostra identità: non ci si riconosce più, si diviene estranei a se stessi e al mondo, non si è più quelli di prima. Lo specchio ci rimanda l'immagine di un volto che non è (più) il nostro volto, e nel quale si condensano frantumi di volti sconosciuti che hanno perduta la loro originaria identità. L'angoscia si raggruma infine, almeno in alcuni casi, in una condizione emozionale nella quale si ha il presentimento che il mondo stia cambiando, e che sia imminente la fine del mondo. (Non è difficile immaginare gli sconfinati abissi del dolore, e della estraneità, che ne scaturiscano.) Sono esperienze descritte la prima volta da Karl Jaspers nella sua psicopatologia generale [89], e poi splendidamente analizzate nei loro abissi di significato da Bruno Callieri [36]. Sono esperienze che poi si dissolvono convertendosi, e pietrificandosi, nella ghiacciata irrealtà del delirio.

Questa è l'ansia psicotica, l'ansia che si accompagna agli esordi delle esperienze psicotiche, l'ansia che ci deve allarmare, l'ansia che è angoscia, e si deve subito curare con farmaci antipsicotici e ansiolitici.

Le radici emozionali del discorso

L'immagine, che si ha di solito della schizofrenia, la fa considerare come una esperienza radicalmente estranea ad ogni emozione, e la psichiatria clinica è giunta ad ancorarne la diagnosi alla assenza di emozioni: alla "atimia" che ne è la parola greca originaria. Anche nel delineare l'immagine della schizofrenia non si può invece non parlare di emozioni. Queste, febbrili e dilatate, fiammeggianti e lacerate, assumono sulla scia dell'angoscia una emblematica importanza nel sigillare le schizofrenie nei loro esordi, e nei loro decorsi.

(Noi conosciamo le cose non solo con la ragione astratta e calcolante ma con le ragioni del cuore. L'intuizione, la conoscenza emozionale, ci consente di cogliere il *senso* di quello che una paziente, o un paziente, rivive nella sua tristezza e nella sua gioia, nella sua nostalgia e nelle sue speranze, nella sua condizione maniacale e nella sua dissociazione schizofrenica. Cose che non si intravedono se non cercando di fare riemergere da ogni forma di vita, psicotica e non psicotica, le sconfinate aree delle emozioni. Queste dicono quello che avviene in noi, nella nostra psiche, nella nostra anima: nascono, e muoiono, in noi al di là delle nostre intenzioni, ma quale è il loro ruolo nella conoscenza? Le passioni – e la sofferenza è la prima delle passioni, come diceva Simone Weil – sono forme di conoscenza, e allora anche nella comprensione della follia, della forma di vita schizofrenica in particolare, è necessario accogliere le passioni nel nostro cuore, e ritrovare con esse il cammino misterioso che porta verso gli abissi del dolore e dell'angoscia: sigilli della nostra interiorità.)

Non è possibile conoscere le ultime trincee delle forme di vita schizofrenica se non si tiene presente la radicale importanza che, in esse, hanno le emozioni nelle loro oscillazioni e nelle loro metamorfosi, nella loro incandescenza e nelle loro distorsioni. Certo, sulla schizofrenia ci sono i grandi testi di Ludwig Binswanger [18], di Eugen Bleuler [21] e di Manfred Bleuler [22], di Heinz Häfner [78] e di Eugène Minkowski [111], di Kurt Schneider [139], che ne hanno magistralmente descritte la sintomatologia, e la evoluzione; e questi sono i libri che bisogna leggere e studiare se si vuole conoscere cosa sia la schizofrenia: come forma clinica e psicopatologica; come malattia dalle infinite risonanze emozionali; come epifania dell'angoscia. In questo libro non ho parlato, e non vorrei farlo ora, della sintomatologia della schizofrenia, ma dei suoi aspetti fenomenologici che ne fanno una esperienza radicalmente umana, e del tutto estranea alla inadeguata, e deformata, immagine che si continua ad avere di essa nella opinione pubblica.

La schizofrenia come esperienza umana

In ordine alle fondazioni fenomenologiche e antropologiche della schizofrenia non potrei non richiamarmi ora alle cose scritte da Andrea Moldzio [113] nel contesto di un bellissimo libro dedicato alla psichiatria fenomenologica. Come uno specchio, egli dice, la schizofrenia riflette la fragilità e la vulnerabilità della condizione umana così facilmente esposta al rischio di perdersi nel deserto del dolore e della solitudine: della dissociazione. La schizofrenia testimonia di una condizione umana lacerata dal dolore dalla quale rinasce una persona, non diversa da noi, che nella straziata radicalizzazione della sua umanità rende possibile una più ampia comprensione di quello che noi siamo nella nostra infinita fragilità, e di quello che è il mondo nella sua insondabile complessità. (Sono parole che sfidano le tradizioni, e le convenzioni, della psichiatria naturalistica, e che squarciano l'immagine oscura e notturna di una schizofrenia, di una follia, reificata e sottratta alla sua dignità.) Ma la condizione umana della schizofrenia nel suo mistero e nel suo dolore riemergeva (anche) dalle splendide pagine che Manfred Bleuler è venuto scrivendo nei suoi diversi libri, e in uno in particolare [22]. Sono pagine straordinarie che ci dicono come accanto alla vita schizofrenica ci sia una vita psichica sana, e come in ciascuno di noi ci sia una vita interiore che in alcuni suoi aspetti non si distingue facilmente da quella schizofrenica. Sulla scia di queste considerazioni Christian Scharfetter nei suoi lavori [135] [136] [137] dice cose bellissime in ordine alle esperienze deliranti che fanno parte di ogni esperienza schizofrenica. La narrazione delirante, il fluire del delirio nel corso del tempo, non ha una esclusiva genesi biologica, è una modalità radicalmente umana di interpretazione di sé, e del mondo, e nella sua genesi hanno radicale importanza le esperienze che si sono vissute in vita, la struttura originaria del carattere, le influenze sociali e la solitudine.

Cosa è il delirio nella sua ultima ragione d'essere fenomenologica? Il linguaggio della psichiatria è il linguaggio delle metafore, e allora è possibile dire che il delirio non è se non una finestra aperta verso l'infinito. Non il finito allora, ma l'infinito, è l'anima della forma di vita schizofrenica, e si coglie qualcosa della sua essenza solo se si tiene presente la sua dimora nell'infinito, nell'infinito del dolore e dell'angoscia, della tristezza e della disperazione, della nostalgia e delle speranze ferite.

(Da queste idee, apparentemente nomadi e rapsodiche, si è venuta svolgendo una psichiatria che ha cambiato i luoghi della cura, cancellando i non-luoghi manicomiali, e ridando senso e dignità alla follia.)

Quello che dicono i pazienti

La psichiatria fenomenologica ci aiuta, e ci sensibilizza, ad intravedere esperienze di vita che la psichiatria naturalistica non coglierebbe mai; e la psichiatria italiana testimonia con la rivoluzione di metodo e di conoscenza, a cui è giunta, della concretezza e della applicabilità pratica delle idee della psichiatria fenomenologica. Questa si è da sempre richiamata nelle sue fondazioni conoscitive ed ermeneutiche alle esperienze vissute dei pazienti, e non alle loro modalità comportamentali, e le cose, che i pazienti dicono di sé, delle loro esperienze vissute, sono inconciliabili con la immagine sociale normalmente attribuita alla follia. Cosa che scaturisce dai frammenti di storia della vita di Elena [115], di Claudia e di Raffaele [27], che si aggiungono, integrandola, alla immagine della follia riemersa dalle poesie di Margherita e di Ellen West, e dalla vita psicotica di Angela e di Valeria.

Elena

Fra i lavori più belli, e affascinanti, che siano sgorgati dalla fenomenologia applicata alla conoscenza della enigmatica realtà della schizofrenia, non potrei non considerare il lavoro, scritto in anni molto lontani, da G.E. Morselli [115] che ha tracciata una scia luminosa e incancellabile nella storia della psichiatria italiana, e non solo italiana. Elena, la sua giovane paziente schizofrenica, viveva immersa in un mondo radicalmente altro dal nostro: italiana, descriveva le sue esperienze psicotiche ora in italiano ora in francese; e da quelle in francese, contrassegnate da una più profonda solitudine autistica, e da una più radicale perdita di contatto con la realtà, vorrei stralciarne alcune: incrinate da una straziata tenerezza, e da una indicibile grazia.

"Maintenant je suis dans l'autre vie, dans laquelle je vois parfois même les anges et j'entends la musique. Mais je sens que ce n'est pas juste, que c'est un peu aussi le monde de la folie; tout change alentours, vous aussi me semblez détaché, éloigné de moi... Vous êtes le docteur M., mais je vous vois comme de loin. Je ne voudrais pas me retirer de la vie réelle, mais quelque chose m'entraine qui est plus forte que moi. Je me dédouble, je l'entends... La vie je ne puis pas, comme ça, la vivre, et je m'enfouis dans l'autre."

Sono parole trasfigurate da un arcano dolore dell'anima, e da una trasognata solitudine, e a queste si associano parole immerse in una stupefacente climax creativa: "C'est vrai que dans 'ce monde' je suis plus proche de l'âme, du paradis dantesque, mais on est trop petit, trop petit [si tocca la fronte]; je me sens éloignée de la vie, je n'ai plus de sentiment; je me sens détachée de tout... Je préfère tant l'autre monde; vous y êtes aussi, et là, avec vous, je puis rejoindre les sommets de l'âme. Ici je suis diminuée. Pourquoi vous laissez qu'on m'entraine, qu'on m'abatte, qu'on m'enfonce? Expliquez-moi comment se fait cette 'chose' là, qui m'entraine et me dérobe à la vie..."

Le esperienze vissute di Elena dimostrano come dalla schizofrenia riemergano bagliori di stremata umanità, e talora di immaginazione creatrice, come quelli che ne hanno segnata la vita psicotica. (Certo, ancora oggi, la diagnosi di schizofrenia porta immediatamente con sé inarrestabili cascate di angoscia e di smarrimento, come un tempo accadeva con la diagnosi di tumore, nonostante che questa sia oggi curabile, ma non si riesce a sostituirla con un'altra definizione diagnostica. Certo, in ospedale psichiatrico, a Novara, la si indicava come depressione atipica, ma oggi la cosa non sarebbe nemmeno pensabile.)

Claudia

L'esperienza schizofrenica si è iniziata in Claudia, quando aveva diciotto anni, improvvisa e inattesa, con ulteriori ripetute degenze ospedaliere; ma non della sua sintomatologia clinica vorrei ora parlare, e invece delle sue esperienze vissute che testimoniano di gentilezza e di sensibilità, di dolore e di acuta nostalgia di un mondo perduto.

"È troppo tempo, ormai, che sono malata: sono già sei anni. I medici mi avevano detto che a ventiquattro anni sarei guarita e invece... Perché non posso fare una vita semplice e senza pretese? Come sono cambiata in questi anni: quando ero più giovane, facevo tanti sport: sciavo, nuotavo, andavo a cavallo, giocavo a palla a volo; ero brava a scuola ed ero entrata al conservatorio per lo studio del pianoforte e del violoncello. Ho rimorso per il fallimento della mia vita: non ho finito gli studi, ho interrotto tutte le belle attività che facevo." Claudia, in alcune ore della giornata sentiva "voci", e diceva: "Non so se guarirò: da troppo tempo vivo come in un'altra dimensione. Le persone, le cose, lo spazio: tutto è diverso per me. Poi quelle voci, sempre le voci di Maurizio. È dall'adolescenza che le sento, da quando avevo dodici anni parlavo con lui, e lui mi rispondeva. Ho troppi pensieri contrastanti dentro di me. Per anni ho tenuto una facciata ma dietro sapesse cosa c'era... Tutto un mondo fuori e un altro mondo dentro". Quando l'angoscia cresceva, e dilagava, ne nasceva una condizione di smarrimento, e di stupefazione: le allucinazioni tacevano, e non c'erano se non un silenzio attonito, e una solitudine disperata.

Le sue parole straziate e lacerate, interiorizzate e ferite dall'angoscia e dalle speranze perdute, denotano quanta vita interiore continui a vivere in una condizione schizofrenica, e testimoniano della inalienabile dignità della sofferenza psichica.

Raffaele

L'immagine misteriosa e talora creativa della schizofrenia riemerge dalle esperienze vissute di Raffaele nel quale la malattia si è iniziata in giovane età con una fenomenologia solcata da una angoscia lacerante, e da incontrollati impulsi a vagare senza mete precise. Dai suoi discorsi rinascevano esperienze di unione simbiotica fra l'io e il mondo: "A volte mi sembra di non avere più l'io e di confondermi con il creato. Guardo un fiore e il fiore non è più distinto da me: io e il fiore diventiamo una unica cosa. Sono un osservatore distaccato che vede fluire il corso della vita dove tutti si affannano. Mi rendo conto di esserci in questo flusso ma non c'è più distinzione fra gli oggetti: tutto diventa caos". A questa dissolvenza dei confini fra l'io e il mondo si accompagnavano esperienze allucinatorie uditive: "Sono stato a letto tre giorni, sentivo voci che mi parlavano e mi dicevano cose assurde: erano i cantautori più famosi ed era la regina Elisabetta. Le voci mi dicevano, e mi facevano capire, che ero la reincarnazione dello zar. Quale è il senso di queste cose? Quando accadevano, queste cose mi sembravano più reali del reale, anche se a tratti mi rendevo conto che erano cose assurde. Sarà perché quando ero bambino mi sono sempre rinchiuso nel mio mondo? Sto meditando meno in questo periodo: devo stare molto attento a non passare dalla meditazione al misticismo fantastico".

Le sue esperienze sconfinavano poi in tematiche francamente deliranti: "La follia è uno stato d'impurità. Solo dopo molte vite ci si purifica dalla follia, e si torna nel nirvana. Io sono per una vita ascetica, per una vita di meditazione. Sono più tranquillo quando entro nella sfera spirituale, e mi distacco dalle cose materiali. Vedo la mia mente fuori dal corpo. Credo che l'esperienza di questa malattia sia opera divina per farci capire ancora di più, per vedere ancora di più noi stessi". Le sue parole rifluivano nei laghi oscuri della tristezza e della straziata nostalgia:

“Ognuno ha un destino inevitabile al quale non è possibile ribellarsi. Il mio mondo è un mondo triste, un mondo solitario, senza relazioni, senza comunicazione. Non c’è nessuno che divida con me i miei pensieri e le mie meditazioni. Vorrei essere in un mondo di relazioni. Sono distante dalle cose, da tutte le cose, e a volte è un bene perché non penso a quello che vorrei essere e a quello che vorrei avere: un lavoro in regola, la famiglia, dei figli, degli amici sinceri”.

Una ultima citazione da questa cascata di esperienze inondate dai fiumi dell’angoscia, e dalle lacerazioni dell’io e del corpo: “A volte mi sento unito al Signore, è il suo vero corpo che è in me, ho una sensazione di pace interiore, è il corpo che si apre, la mente discende nel corpo e lo dilania. Sto male, sono preso dall’angoscia, non riesco ad alzarmi e a fare, non comunico con il mio corpo, non ho più la forza esistenziale. La mia mente mi entra proprio nel corpo, nelle viscere, e mi guarda da dentro: mi esplora. Sento la mia mente che diventa parte dell’universo”.

In Elena, in Claudia e in Raffaele la schizofrenia corrisponde alla sua immagine enigmatica e arcana, immersa nel dolore e nei desideri infranti, ma anche umanissima e creativa. Ad essa non sono estranee, certo, esperienze di dissociazione e di estraneità, di perdita di contatto vitale con la realtà e di immersione nei laghi oscuri del delirio, di dissolvenza dei significati e di straziati naufragi esistenziali, ma non di queste sole esperienze è costituita la forma di vita psicotica nella quale sopravvivono, non posso non ripetermi, aree di gentilezza e di fragilità, di sensibilità e di timidezza, di infinito dolore e di indifese risorse creative.

La cura

Come fare rifluire queste considerazioni psicopatologiche e cliniche, fenomenologiche ed esistenziali, che stanno a fondamento delle esperienze psicotiche, e di quelle schizofreniche in particolare, negli alvei complessi e problematici della cura? Come associare alle presenze fiammeggianti del dolore e del tempo del dolore, dell’angoscia e degli sconvolgimenti emozionali, costitutivi di ogni esistenza schizofrenica, modelli di cura consapevoli della complessità e della radicalità dei problemi, e della posta in gioco che lambisce sempre il rischio dello scacco e della morte?

Nel creare relazioni interpersonali di cura non è possibile fare a meno delle parole: queste creature viventi così sfuggenti e così camaleontiche, così ambivalenti e così randagie, così arcane e così enigmatiche, così salvifiche e così arrischiate, così ardenti e così opache, così autentiche e così inautentiche. Ci sono parole, nietzscheane parole delicate, che aiutano a recuperare, e a salvare, lo sfondo dialogico di un incontro, e ci sono parole che si fanno pietre incapaci di comunicare, e di alleviare le spine dell'angoscia e del dolore. Ogni parola deve essere intesa non nel suo significato letterale e, invece, nel suo significato metaforico, o simbolico, ma infinite volte la indifferenza e la noncuranza, la disattenzione e la inerzia, la lontananza emozionale e l'aggressività, non consentono né di intravedere né di cogliere queste diverse intermittenze semantiche. Solo se il linguaggio delle parole e il linguaggio del silenzio, queste pietre del silenzio che si accendono di luce e di indicibili risonanze, si alleano al linguaggio del corpo vivente, del corpo che vive, si dilatano vertiginosamente le umane possibilità di dialogo e di comprensione. Gli sguardi e i volti, che del linguaggio del corpo vivente sono espressione, hanno una grande importanza nella vita; e sul volto come linguaggio, come apertura all'altro, cose bellissime sono state scritte [102] [103] da Emmanuel Lévinas. Ci sono volti che parlano, e gridano nel deserto, e volti che hanno in sé indelebili tracce di dolore e di angoscia, non altrimenti riconoscibili. Come spiegare, del resto, che ci siano momenti in cui l'immediata decifrazione ermeneutica di uno sguardo e di un volto consente di giungere alla diagnosi di una condizione psicopatologica ancora prima che un paziente, o una paziente, descriva i suoi disturbi?

Distanza e vicinanza

Il tema della distanza e della vicinanza è un tema cruciale non solo nell'incontro psicoterapeutico con pazienti immersi nella schizofrenia, nella depressione, nella forma di vita maniacale, e nella ossessività, ma anche nelle nostre quotidiane relazioni interpersonali. Distanza e vicinanza sono premessa ad ogni possibile modo di confrontarsi con gli altri nelle comuni forme del vivere sia nella famiglia sia nella scuola sia in società ma anche, e radicalmente, nella pratica clinica. Il nocciolo, l'ostacolo, il segreto è quello di non cadere prigionieri né di troppa vicinanza né di troppa distanza. È un problema complesso, molto complesso, che rischia continuamente di mettere in crisi il discorso della cura. Non è facile evitare che la distanza sia vissuta come segno di ghiacciata lontananza, e di inquietante indifferenza, e la vicinanza come perdita di confini, e sopraffazione. Non è possibile indicare *come* essere vicini, e *come* essere lontani, nel modo giusto, nel modo che sia ideale emblema di cura; e ciascuno di noi non può se non ricercare dentro di sé i liquidi confini fra vicinanza e distanza. Riconoscerli, e rispettarli, ci consente di entrare in relazione con gli altri, e di coglierne le inquietudini, e il dolore, raccontati non dalle parole, talora fragili e sfuggenti, ma dagli sguardi e dai volti, dalle pietre del silenzio.

(Le parole, e il silenzio, si intrecciano in legami misteriosi, e di indicibile tensione tematica, come in questi versi di sognante tenerezza, di Ungaretti [147]: "Quando io trovo / in questo mio silenzio / una parola / scavata è nella mia vita / come un abisso". Di una parola, come questa, si ha talora bisogno nell'incontro con un'anima perduta nell'angoscia e nella disperazione.)

Queste riflessioni rapsodiche e singhiozzanti mi servono per riconsegnare alle forme di vita psicotica il loro timbro inconfondibile di esperienze umane desiderose di speranza e di salvezza, e nondimeno sempre portate a guardare nel gorgo del suicidio; e anche per richiamare alla memoria e alla coscienza di ciascuno di noi la significazione delle categorie di vicinanza e di distanza nel fondare, o nel fare naufragare, le quotidiane relazioni umane nelle quali siamo tutti imbarcati. Se volessi mettere in drastica e definitiva evidenza gli orizzonti di senso di questo mio discorso non potrei riconoscerli, e progettarli, se non in una psichiatria che scenda per le strade: nella fulgida e disperata illusione che possa essere utile, almeno in parte, nel realizzare modi di vivere, e modi di pensare, che inducano a considerare la vita degna di essere vissuta anche nel dolore e nella disperazione, nella malattia e nella follia.

L'incontro terapeutico

Il tema della vicinanza e della distanza ha aspetti di radicale importanza quando si confronta con la malattia: con la sofferenza psichica. Ci si accosta terapeuticamente alla forma di vita depressiva solo tenendo presente che c'è in essa una grande ritrosia al contatto, e talora anche solo ad una stretta di mano. Rifiutare invece una stretta di mano a pazienti, che definiamo clinicamente maniacali, divorati da una febbrile ricerca di contatto, e dall'esigenza di vasti spazi, significa essere da loro rivissuti come estranei, e ostili. Nelle forme di vita schizofrenica si intrecciano, e si alternano, desideri di vicinanza, e desideri di lontananza, e si corre il rischio che la vicinanza emozionale trascini con sé ansie laceranti, inducendo i pazienti a chiudersi in una pietrificata solitudine. Ma, certo, il rischio antitetico è quello che la lontananza emozionale sia rivissuta come abbandono; e solo la intuizione ci consente di trovare parole, e gesti, che aiutino i pazienti a comunicare i loro pensieri, e le loro emozioni.

Non è facile (così) avvicinarsi emozionalmente ai pazienti immersi in forme di vita psicotica, ma anche neurotica ovviamente, perché in loro e in noi la climax emozionale cambia di giorno in giorno, e talora di ora in ora. Ma, se si vuole fare di un colloquio clinico un colloquio che cura, è necessario valutare le risonanze emozionali delle nostre parole e dei nostri gesti, mettere fra parentesi ogni astratta conoscenza, ogni sapere gelidamente scientifico, e confidare ancora una volta nel linguaggio del cuore e del silenzio.

Al di là della farmacoterapia

La farmacoterapia antipsicotica, antidepressiva e ansiolitica, è indispensabile nella cura di ogni esperienza schizofrenica e depressiva, ossessiva e maniacale, ma senza dimenticare che, nella desertica solitudine in cui si vive in ogni condizione di sofferenza psichica, rimangono aree di stremata speranza umana, e farle riemergere nei loro bagliori non è mai impossibile. Non bisogna stancarsi di ascoltare con infinita pazienza le parole dei pazienti che ci parlano del loro dolore e dei loro deliri, delle loro allucinazioni e delle loro angosce, della loro desolazione e delle loro sfibrate speranze. Non bisogna nemmeno stancarsi di rimanere *accanto* ai pazienti, in un silenzio che sia colloquio, perché questo può ridestare inattese e terapeutiche risonanze emozionali. Non solo farmacoterapia, insomma, ma continua presenza psicoterapeutica, che si confronti con le malattie dell'anima: cercando di comprenderle umanamente, e psicologicamente. Sono cose che Umberto Galimberti sottolinea in questo suo discorso tagliente e radicale [67]: "Quando lo sguardo si fa clinico, la competenza ha il sopravvento sull'umanità, l'estraneità sulla richiesta di comprensione, e l'attesa che modulava lo sguardo del paziente ricade su se stesso ignorata e delusa. Nell'affidarla alla genericità del farmaco non si è colta la specificità della sofferenza, perché il modo di ammalarsi, se è uguale per tutti quando le malattie sono del corpo, è specifico per ciascuno quando la malattia è dell'anima, per cui equiparare la competenza psichiatrica alla competenza medica significa non solo ignorare la specificità della sofferenza psichica, ma anche la specificità dell'intervento psichiatrico, che con quello medico ha solo marginali similitudini".

Altre sue splendide riflessioni fanno riemergere gli orizzonti di senso della speranza nella cura: "Lo sguardo del medico, più del farmaco, può restituire speranza all'attesa inscritta nello sguardo del paziente, perché la speranza, guardando più lontano e ampliando lo spazio del futuro, distoglie l'attesa dalla concentrazione sul presente e, liberandola dall'immediato, la dilata in orizzonti che la concentrazione sul presente aveva cancellato. Speranza, infatti, è l'apertura del possibile, fa riferimento a quei nuovi cieli e a quelle nuove terre che sono promessi dalla religione, dall'utopia, dalla rivoluzione, dalla trasformazione personale che siamo soliti temere, perché arroccati sulla nostra identità, assunta come un 'fatto' e non come un'interminabile e mai conclusa 'costruzione'". Noi siamo una costruzione, questo ci dice Umberto Galimberti, e questo è il nostro destino.

Elogio della follia

Nel concludere questo mio capitolo vorrei richiamarmi ad alcune considerazioni sulla follia svolte da Erasmo da Rotterdam nel suo celebre libro che, come scrive Eugenio Garin nella sua bellissima prefazione [60], ha il suo senso più profondo nella presa di coscienza della follia come elemento essenziale dell'uomo.

Così, distinguendo le passioni dalla ragione, e sia pure schematizzando le cose, egli coglie nella follia una scheggia di verità psicologica: "In primo luogo, è pacifico che tutte le passioni rientrano nella sfera della follia: ciò che distingue il savio dal pazzo è che questi si fa guidare dalle passioni, mentre il primo ha per guida la ragione. Perciò gli stoici spogliano il sapiente di tutte le passioni come fossero delle malattie. Tuttavia questi elementi emotivi, non solo assolvono la funzione di guide per chi si affretta verso il porto della sapienza, ma nell'esercizio delle virtù vengono sempre in aiuto spronando e stimolando, come forze che esortano al bene". Ma un altro elemento entra in gioco nel distinguere la follia dalla saggezza, e anche questo ha una qualche possibile consonanza con la realtà della follia, e cioè con la sincerità che la sigilla: "Il folle porta scritto in faccia, e traduce in parole, tutto quanto ha nel cuore. I saggi, invece, sempre secondo Euripide, hanno due linguaggi: quello della verità e quello dell'opportunismo. È loro caratteristica mutare il nero in bianco, spirando dalla medesima bocca ora il freddo ora il caldo, avendo in fondo al cuore tutt'altro da quello che dicono nei loro artefatti discorsi".

Ancora una citazione che mi consente di dire come, ad una giusta constatazione, se ne aggiunge una seconda astratta e inattendibile: "Appena poi rientrano in se stessi dicono di non sapere dove sono stati, se nel corpo o fuori del corpo; di ignorare se erano svegli o addormentati; di non sapere che cosa hanno udito, che cosa hanno detto, che cosa hanno fatto; hanno solo dei ricordi che sembrano filtrare attraverso il velame della nebbia o del sogno. Una cosa sola sanno: di essere stati al colmo della beatitudine quando erano in quello stato. Perciò piangono per essere tornati in senno, e soprattutto desiderano di essere in eterno in preda a quel genere di follia".

La follia erasmiana ha (così) alcune intermittenti analogie con la follia clinica, ma non ne conosce l'angoscia e la tristezza, la solitudine e la disperazione, la dissociazione e il desiderio della morte, che fanno parte della esperienza della follia, e la contrassegnano nella sua straziata condizione umana.

Una testimonianza

Nel corso di questo capitolo mi sono a mano a mano spostato *dalla* illustrazione delle conseguenze sociali che si accompagnano ad una distorta e ingiusta immagine della follia (della schizofrenia, in particolare, che ne è paradigmatica espressione), *alla* descrizione di una diversa immagine della follia: di una follia consegnata talora, certo, alla dissolvenza e alla frantumazione dei significati ma recuperata in una altra dimensione che è quella del dolore e dell'angoscia, della fragilità e della debolezza, della richiesta di aiuto e di solidarietà, della nostalgia di comunità di cura e di destino, e degli infranti aneliti ad un colloquio senza fine. Sogni ad occhi aperti, utopie inutili e vaghe, proiezioni dereistiche, romanticismo arcaico e antimoderno? Mille psichiatrie possibili, certo, ma quella che ha cambiato il modo di considerare, e di curare, la follia, ridonandole significati e dignità umana, è stata la psichiatria, temerariamente animata dagli ideali della utopia, della quale cerca di essere testimonianza questo libro.

IV. Le esperienze mistiche e il dolore dell'anima

Annunciazione
(Le parole dell'Angelo)

Tu non sei più vicina a Dio
di noi; siamo lontani
tutti. Ma tu hai stupende
benedette le mani.
Nascono chiare a te dal manto,
luminoso contorno:
io sono la rugiada, il giorno,
ma tu, tu sei la pianta.

Sono stanco ora, la strada è lunga,
perdonami, ho scordato
quello che il Grande alto sul sole
e sul trono gemmato
manda a te, meditante
(mi ha vinto la vertigine).
Vedi: io sono l'origine,
ma tu, tu sei la pianta.

Rainer Maria Rilke, *Il libro delle immagini* [133]

Nel corso di un suo libro [81] Heidegger ha dedicato splendide pagine alla fenomenologia della vita religiosa; occupandosi di Paolo di Tarso e di Agostino, e anche dei fondamenti filosofici della mistica medioevale: di quella, in particolare, di Bernardo di Chiaravalle e di Meister Eckhart. Così, non solo la teologia, ma anche la filosofia, non possono non riflettere sugli sconfinati orizzonti di senso della esperienza religiosa e della esperienza mistica. Non è facile, certo, e forse non è possibile a chi non abbia competenze teologiche, o filosofiche, capire fino in fondo il pensiero complesso e vertiginoso del grande filosofo tedesco; ma vorrei dire che le sue pagine mi hanno consentito di meglio riflettere sulla significazione fenomenologica delle esperienze mistiche: avviandomi a cogliere in esse, nella loro interiorità, le parabole agoniche del dolore dell'anima, e dell'angoscia che ne fa parte, radicate con straziata evidenza nelle esperienze mistiche di santa Teresa d'Ávila, di santa Teresa di Lisieux e di Teresa di Calcutta, e anche di Simone Weil, e di Etty Hillesum.

Alla ricerca del senso

Nel cercare di cogliere le possibili comuni fondazioni di senso della vita mistica vorrei risalire alle cose che ha scritto María Zambrano. (Sono riflessioni che si riferiscono alla teologia mistica di Juan de la Cruz ma che si estendono alla comprensione di ogni autentica esperienza mistica.) Così lei scrive [162]: "In realtà ciò che avviene nel misticismo non è qualcosa di alieno all'umano, né cosa da impostori e neppure da folli, come riteneva il positivismo. Per strana che si ritenga la comparsa dei mistici nel genere umano, la loro gran corrente, tanto feconda e inestinguibile, è lì per farci meditare. Per far meditare e pensare che l'evento mistico ha, per lo meno, il suo fondamento nella natura umana, in una sua possibilità, in una condizione che nella mistica si rivela più che in ogni altra cosa".

Ma il suo pensiero si dilata vertiginosamente ad altri orizzonti tematici; a quelli della solitudine in particolare: "La prima cosa che vien fatto di notare nel mistico è una solitudine senza possibilità di compagnia, una solitudine senza pari, un'incomunicabilità che gli converte in cenere il sapore della vita. Ciò che il mistico cerca è di uscire da quella solitudine come la crisalide dal carcere: 'monade' senza finestre, non gli resta che divorare questo suo carcere, la propria anima". La solitudine, questa solitudine monadica, sigilla così la forma di vita mistica, e anche quella della nostra vita quando scendano in noi le ombre del dolore e dell'angoscia, della malinconia e della tristezza; ma, come dice ancora María Zambrano, nella vita mistica, nella solitudine desertica in cui essa sembra inaridirsi, ci si apre all'infinito, e al mistero.

Alle soglie delle metafore

Non c'è (forse) esperienza mistica, questa conoscenza sperimentale di Dio, alla quale sia estranea l'esperienza del dolore: la donazione di senso del dolore; un dolore che si accompagna alla solitudine e alla malattia dell'infinito. È una esperienza, quella mistica, che non ha nulla a che fare con la forma di vita psicotica, con la follia *tout court*, ma semmai con la forma di vita che ci aiuta a meglio conoscere la follia: ne è l'immagine metaforica; la dimensione arcana e segreta della vita; la sfida alle convenzioni e alla banalità del reale; la matrice di tristezza e di angoscia, di fragilità e di sensibilità, di attesa e di speranza. (Non è vertiginosa e indicibile metafora l'idea di Blaise Pascal che solo la follia della croce ci consenta di conoscere e di amare Dio?) Le esperienze mistiche dimostrano come dolore e tristezza, angoscia e disperazione, ferite dell'anima, si radicano nella condizione umana anche quando sia immersa negli abissi della conoscenza mistica di Dio; testimoniando di una comune umanità che le avvicina a noi, e noi a nostra volta ci avviciniamo al mistero che è in esse, nel segno di una infinita circolarità di esperienze: le une diverse dalle altre, le une non estranee alle altre.

La notte oscura, che è la metafora centrale della esperienza religiosa di Juan de la Cruz, mirabilmente testimoniata dalle sue poesie [90], rinasce nel contesto di una conoscenza mistica di Dio che nulla ha a che fare con la sua conoscenza razionale. Nella introduzione [1] alle poesie del grande santo spagnolo Giorgio Agamben ne cita una splendida riflessione: "La contemplazione attraverso la quale l'intelletto ha la più alta conoscenza di Dio, si chiama teologia mistica, cioè sapienza segreta di Dio, perché essa è nascosta all'intelletto stesso che la riceve. Per questo san Dionigi la chiama raggio di tenebra e di essa il profeta Baruch dice: nessuno conosce le sue strade né saprebbe concepirle"; e ancora: "È certo che l'intelligenza, se vuole unirsi a Dio, deve accecarsi in tutti i sentieri che potrebbe percorrere. Aristotele dice che come gli occhi del pipistrello fanno rispetto al sole, che li immerge nelle tenebre, così la nostra intelligenza fa rispetto a ciò che vi è di più luminoso in Dio, che, per noi, è tenebra assoluta".

La sua teologia mistica opaca e negativa non rientra, così, in una teologia, in una scienza di Dio, ma in quella che Agamben definisce una *teo-alogia*: una conoscenza di Dio che non è fondata sulla intelligenza; e così ancora ne scrive: "La 'notte oscura' di san Juan non è però soltanto una metafora, ma anche un *camino*, un itinerario che, nel suo *gradus*, delinea, sia pure in negativo, una dottrina delle potenze dell'anima e una completa e articolata psicologia".

A questa interpretazione della notte oscura vorrei associare quella, complementare, dei curatori carmelitani [70] delle opere di Juan de la Cruz: "Il suo itinerario di ricerca dell'assoluto di Dio consiste in un pellegrinaggio in avanti, oltre le barriere invalicabili del limite umano e persino della morte, verso l'infinito di Dio. Così, l'esperienza religiosa per Giovanni è un cammino verso il silenzio carico dell'Ineffabile e della comunione vitale che esso comporta. In queste zone diafane, in un tempo senza tempo, egli non parla più, ama; finisce di cercare perché ormai contempla nello stupore di un amore estatico. È a questo punto ch'egli comprende il valore simbolico dell'amore come esperienza religiosa suprema, splendidamente attestata dalla sua vita, al pari della sposa del Cantico dei Cantici".

Teresa d'Ávila

Non dell'esperienza mistica di Juan de la Cruz vorrei nondimeno parlare ma di quella di Teresa d'Ávila.

Non è possibile avvicinarsi alle esperienze mistiche, al destino, di Teresa d'Ávila che nasceva ad Ávila nel 1515, e moriva ad Alba de Tormes nell'ottobre 1582, senza leggere il suo straordinario *Libro della vita* [143], che è di radicale importanza al fine di conoscere non solo gli avvenimenti della sua vita esteriore ma quelli della sua vita interiore, della sua spiritualità, della sua vita mistica e delle notti oscure che hanno accompagnato la sua vita mai estranea alle fiamme incandescenti del dolore. Ma ogni suo libro risplende di intuizioni religiose e mistiche che aiutano la psichiatria ad avvicinarsi al mistero del vivere e del morire, della speranza e della disperazione, del dolore dell'anima e del dolore del corpo, dell'attesa di Dio. La vita di fede e di preghiera, la sua temeraria vocazione monastica, si sono intrecciate alla presenza di una angoscia dell'anima non diversa da quella che discende in noi nelle ore della prova.

L'esperienza del dolore

L'esperienza sferzante del dolore del corpo si è accompagnata alla sua vita: come dimostrano queste sue parole dure come cristallo: "Dopo quei quattro giorni di crisi, rimasi in tale stato che solo il Signore può conoscere gli insostenibili tormenti di cui soffrivo: mi sentivo la lingua a pezzi a furia di mordermela, la gola chiusa da soffocarmi per non aver inghiottito nulla e per la grande debolezza, così che neanche l'acqua poteva passarvi; mi pareva di essere tutta slogata, con un grandissimo stordimento; tutta rattrappita, diventata come un gomitolo – perché tale fu il risultato del tormento di quei giorni –, senza poter muovere, se non mi aiutavano gli altri, né piede, né mano, né testa, neanche fossi stata morta; mi pare che potessi muovere solo un dito della mano destra. Per di più non si sapeva come aiutarmi perché tutto il corpo mi doleva tanto da non poter sopportare d'essere toccata". Quando questo stato di malessere è scomparso, le è stato possibile rientrare in monastero: "Così accolsero viva colei che aspettavano morta, ma il corpo era peggio che morto, da far pena a vederlo. Indicibile il punto di magrezza a cui ero giunta: non mi erano rimaste che le ossa".

L'esperienza del dolore, e l'inquietudine dell'anima, non si sono mai allontanate dalla sua vita che ha conosciuto la gioia della esperienza di Dio ma anche le vertiginose immersioni nel dolore e nell'angoscia: nella solitudine e nella disperazione come silenzio di Dio.

Non solo l'esperienza del dolore, ma l'oscurarsi della fede e della conoscenza di Dio, sono esperienze che hanno fatto parte della vita religiosa di Teresa d'Ávila: dilaniandone l'anima: "La fede, allora, è affievolita e addormentata come ogni altra virtù, anche se non del tutto perduta, perché l'anima ben crede a ciò che insegna la Chiesa, ma solo a parole, e le sembra, per altro verso, di essere così oppressa e intorpidita che la conoscenza di Dio è quasi come qualcosa sentita da lontano. L'amore è così tiepido che, se ode parlare di Dio, ascolta e crede a quelli che ode, perché lo dice la Chiesa, ma non c'è ricordo in essa di ciò che ha sperimentato in se stessa". Le sue parole sono poi lacerate dall'angoscia che la preghiera, e la solitudine, non smorzano e, anzi, accrescono; e l'anima ne è sempre più straziata: "Andare a pregare o stare in solitudine non è che una maggiore angoscia perché il tormento che sente, senza sapere di che, è insopportabile; a mio giudizio, è un facsimile di quello dell'inferno". Il tema del dolore dell'anima, il tema dell'angoscia, scorre come una corrente carsica lungo le pagine del libro della vita. "Altre volte mi sopravvenivano, e mi sopravvengono tuttora, sofferenze di altro genere che sembravano togliermi la possibilità di pensare e desiderare di fare alcunché di buono, oppressa com'ero da un'anima e da un corpo del tutto inutili, ridotti esclusivamente a un peso." Talora, invece, Teresa d'Ávila si sentiva divorata da una aridità spirituale che la rendeva indifferente alla gioia e al dolore, alla vita e alla morte.

La notte dell'anima non è stata estranea nemmeno ad una vita religiosa così intensa e così profonda, così radicale e così immersa nella visione di Dio, come è stata quella di Teresa d'Ávila; e questo mi fa pensare ogni volta a Simone Weil: alle sue parole [152] così vicine a quelle della santa spagnola come quando diceva di avere anima e corpo a pezzi, e di essere stata in contatto con la sventura che aveva svuotata di senso la sua giovinezza.

Una tristezza così profonda

Ci sono nelle pagine del *Libro della vita* altre sconvolgenti testimonianze di tristezza e di angoscia, di infinito dolore, che destano indicibili risonanze emozionali e spirituali. Sono parole che non possono non aiutarci a resistere, e a mantenere viva almeno una scintilla di speranza, quando siamo *noi* a varcare la soglia arcana e improvvisa di una notte dell'anima che fa parte di ogni condizione umana: mai estranea al dolore, e alla vertigine della libertà.

Quando l'angoscia risaliva insondabile dagli abissi dell'anima, Teresa d'Ávila faticava a trovare le parole che dicessero qualcosa della sua stupefatta desolazione: "Quello che sto per dire, però, mi pare che non si possa neanche tentare di descriverlo né si possa intendere: sentivo nell'anima un fuoco di tale violenza che io non so come poterlo riferire; il corpo era tormentato da così intollerabili dolori che, pur avendone sofferti in questa vita di assai gravi... tutto è nulla in paragone di quello che ho sofferto lì allora, tanto più al pensiero che sarebbero stati tormenti senza fine e senza tregua"; e ci sono parole che ampliano la comprensione delle voragini di dolore in cui veniva a trovarsi: "Eppure anche questo non era nulla in confronto al tormento dell'anima: un'oppressione, un'angoscia, una tristezza così profonda, un così accorato e disperato dolore, che non so come esprimerlo. Dire che è come un sentirsi continuamente strappare l'anima è poco, perché morendo sembra che altri ponga fine alla nostra vita, ma qui è la stessa anima a farsi a pezzi. Non so proprio come descrivere quel fuoco interno e quella disperazione che esasperava così orribili tormenti e così gravi sofferenze".

Sono esperienze umane, sono esperienze mistiche, nelle quali si riflettono ogni nostra angoscia e ogni nostra tristezza, ogni nostra inquietudine e ogni nostra disperazione. Sono esperienze che non ci sono (forse) sconosciute almeno in alcune stagioni della nostra vita, e che teniamo nascoste, e imprigionate, nel silenzio del nostro cuore: senza avere parole che ci consentano di descrivere quello che proviamo. Sono esperienze che ci dicono come, anche nel fulgore delle sue esperienze mistiche, delle sue visioni e delle sue rivelazioni, Teresa d'Ávila mai veniva meno alla sua sconfinata umanità, e alla sua vicinanza ad ogni condizione di vita solcata dal dilagare delle inquietudini dell'anima, e aperta all'ascolto di Dio.

Nella esperienza mistica di Teresa d'Ávila angoscia e tristezza, disperazione e speranza, infelicità e gioia, si alternano (così) con drastica evidenza, e con incandescenti tonalità emozionali: vicine, e lontane, da quelle della vita di ciascuno di noi, e da quelle della vita incrinata dalla follia. Sono immagini emozionali radicali quelle che si colgono nella sua vita, e che idealmente collegano vita quotidiana e vita della follia: recuperata nei suoi significati umani. Certo, alla sua esperienza mistica non è estranea la gioia: questa emozione così fragile e così incorporea, così luminosa e così impalpabile, così eterea e così evanescente, che nasce nondimeno dalla tristezza; come ha scritto Georges Bernanos [14]: "La gioia viene da una parte troppo profonda dell'anima perché le sue radici non siano immerse nella tristezza, che è la sostanza dell'uomo da quando ha perduto il paradiso".

Teresa di Lisieux

Da santa Teresa d'Ávila a santa Teresa di Lisieux, ora.

L'esperienza religiosa e mistica di Teresa di Lisieux – nasceva ad Alençon nel 1873 e moriva nel monastero carmelitano di Lisieux nel 1897 – risplende nei suoi manoscritti tradizionalmente suddivisi in tre segmenti (A, B e C), e raccolti in un libro, *Storia di un'anima* [145]. La malattia, la tubercolosi polmonare, che si è manifestata nell'aprile del 1896, e che ne ha stroncata la vita nel settembre del 1897, si è accompagnata ad una modificazione profonda nei suoi stati d'animo: non più immersi da allora nei fulgori della gioia ma nelle notti oscure dell'anima. Cambiavano gli stati d'animo, e cambiavano i modi di vivere la fede, e di essere in relazione con Dio. Sono pagine che non si possono leggere senza ascoltare il grido silenzioso dell'angoscia che lacerava e straziava la sua anima, e senza essere affascinati dalla grazia e dalla serenità, dalla luce interiore e dalla speranza, con cui nonostante tutto Teresa di Lisieux si confrontava con il silenzio di Dio, e con le ombre della morte imminente. Ma non si inaridiva in lei il desiderio della vita, e non veniva meno la accettazione del dolore, e del mistero del vivere e del morire, anche nel naufragare della fede ferita e aggredita dalla malattia.

Storia di un'anima

Nel manoscritto A, scritto a vent'anni, Teresa di Lisieux ricostruiva la storia della sua vita, della sua infanzia e della sua adolescenza, incrinate talora da tristezza e da angoscia, e da aridità spirituale. La tristezza e l'angoscia si accentuavano nel momento in cui, a diciassette anni, si doveva fare definitivamente carmelitana. "Siccome neppure un solo dubbio sulla mia vocazione mi era mai venuto nel pensiero, bisognava che io conoscessi questa prova. La sera, facendo la mia via Crucis dopo mattutino, la mia vocazione mi apparve come un *sogno*, una chimera..."; e ancora: "Le mie tenebre erano così grandi che non vedevo né capivo altra cosa: Io non avevo la *vocazione*!... Ah! Come dipingere l'angoscia della mia anima?". La mattina della consacrazione a Dio una grande pace interiore ne cancellava l'angoscia e la disperazione.

(Leggo le pagine di questa adolescente, e mi chiedo come Teresa di Lisieux abbia potuto, in un mondo chiuso quale non poteva non essere un monastero di quegli anni lontanissimi, scendere così temerariamente negli abissi della sua anima: cogliendone le improvvise mareggiate, e sapendole descrivere così realisticamente; e non posso non pensare alla sensibilità e alla fragilità, alla fede e alla speranza, alla grazia, che erano in lei, e che non si lasciavano divorare nemmeno dall'angoscia. Leggo queste pagine con straziata stupefazione.)

La scienza d'Amore

Nel manoscritto B – risale al giugno 1897 – l'esperienza religiosa di Teresa di Lisieux non ha più accensioni, e abissi, di angoscia e di dolore ma è immersa in quella che lei chiama scienza d'Amore. "Io comprendo così bene che non c'è che l'amore che possa renderci graditi al Buon Dio che questo amore è il solo bene che io ambisco"; e ancora: "Ecco dunque tutto quello che Gesù pretende da noi, egli non ha alcun bisogno delle nostre opere, ma soltanto del nostro *amore*, perché questo stesso Dio che dichiara di *non avere alcun bisogno di dirci se ha fame*, non ha paura di *mendicare* un po' d'acqua dalla Samaritana". La parola tematica dell'amore ritorna più volte: "O Gesù! Lasciami nell'eccesso della mia riconoscenza, lasciami dirti che il *tuo amore arriva fino alla follia*... Come vuoi davanti a questa Follia, che il mio cuore non si slanci verso di te? Come la mia confidenza avrebbe dei confini?".

Non so se Teresa di Lisieux abbia conosciuto i pensieri di Blaise Pascal ma è possibile coglierne in lei stremate risonanze tematiche. I fulgori di una fede e di una speranza inenarrabili si sono accompagnati nell'uno e nell'altra alla conoscenza sperimentale di Dio: alla dolorosa esperienza della follia della croce e della follia dell'amore di Dio. Ma la fede, e la speranza, sono state talora attraversate dalle notti oscure dell'anima, dalla agostiniana inquietudine dell'anima, dalla esperienza della solitudine e del silenzio di Dio, dalla perdita di senso del vivere e del morire, che in Teresa di Lisieux sono sconfinati nella notte estrema; nella notte del nulla: non lontana nondimeno dal silenzio eterno degli spazi infiniti nei quali Pascal si smarriva. Ci sono state, direi, impalpabili analogie nel loro modo di vivere la fede e la speranza, e nel loro modo di giungere, sulla scia degli slanci del cuore, delle temerarie ragioni del cuore, alla conoscenza di Dio. Benché il cammino della loro vita si sia snodato sfiorando gli abissi del dolore, e dell'angoscia della morte, di una morte sempre più percepita come imminente, non è mai venuta meno in Pascal, e in Teresa di Lisieux, la presenza luminosa della grazia: nel riverbero di esperienze immerse nella vertigine del mistero.

Le tenebre dell'anima

Nel manoscritto C, concluso poco prima della morte, gli orizzonti della vita religiosa risplendono inizialmente, ma poi si oscurano, e alla gioia si sostituiscono le ombre di un grande dolore dell'anima.

"Io gioivo allora di una *fede* così viva, così chiara, che il pensiero del Cielo faceva tutta la mia felicità"; ma è stata poi messa alla prova da Dio: "Egli permise che l'anima mia fosse invasa dalle più spesse tenebre e che il pensiero del Cielo così dolce per me non fosse più che occasione di combattimento e di tormento... Questa prova non doveva durare qualche giorno, qualche settimana, doveva estinguersi solo all'ora segnata dal Buon Dio e... quell'ora non è ancora venuta... Io vorrei poter esprimere quello che sento, ma ohimè! io credo che sia impossibile. Bisogna aver viaggiato sotto questo oscuro tunnel per capirne l'oscurità".

Le cose si facevano ancora più strazianti, e le aspirazioni del cuore ad una vita più serena franavano rapidamente: "Ma di colpo le nebbie che mi circondano diventano più spesse, esse penetrano nell'anima mia e la avvolgono in modo tale che non mi è più possibile ritrovare in essa l'immagine così dolce della mia Patria, tutto è sparito! Quando voglio riposare il mio cuore stanco delle tenebre che lo circondano, con il ricordo del paese luminoso verso cui aspiro, il mio tormento raddoppia; mi sembra che le tenebre, facendo propria la voce dei peccatori, mi dicono facendosi scherno di me: '– Tu sogni la luce, una patria odorosa dei più soavi profumi, tu sogni il possesso *eterno* del Creatore di tutte queste meraviglie, tu credi di uscire un giorno dalle nebbie che ti circondano! Avanza, avanza, rallegrati della morte che ti darà, non ciò che tu speri, ma una notte più profonda ancora, la notte del nulla'".

(Sono parole che lasciano tracce sfavillanti nel cuore, e che rivelano le aree di dolore dell'anima che immergevano Teresa di Lisieux in una notte ancora più profonda che non quella della morte: la notte del nulla. Sono modi di esprimersi che ci dicono da quale disperazione, incrinata nondimeno da scintille di speranza, rinascano le latitudini di dolore rivissute dalla giovane carmelitana. Ma non mancano in lei insondabili intuizioni psicologiche, e spirituali.)

"Madre amatissima, le parrò forse esagerare la mia prova, in realtà se lei giudicasse secondo i sentimenti che esprimo nelle poesiole che ho composto quest'anno, debbo sembrarle un'anima piena di consolazioni e per la quale il velo della fede si è come strappato, e tuttavia... non è più un velo per me, è un muro che si innalza fino ai cieli e copre il firmamento stellato." Le sue parole ardono di angoscia quando scrive di non sentire alcuna gioia nel cantare la felicità del cielo: canta solo quello che *vuole credere*; e nondimeno: "Talora è vero, un piccolissimo raggio di sole viene a illuminare le mie tenebre, allora la prova smette un istante, ma in seguito il ricordo di questo raggio invece di provocarmi gioia rende le mie tenebre ancora più spesse".

L'immagine della fede velata, e lacerata, testimonia della profonda disperazione, e delle fiamme di dolore, che ardevano nell'anima di Teresa di Lisieux. Immersa nel dolore, e nella notte oscura dell'anima, lacerata dalla ultima solitudine, non smarriva la speranza nella preghiera: "Per me, la *preghiera*, è uno slancio del cuore, è un semplice sguardo gettato verso il Cielo, è un grido di riconoscenza e d'amore in mezzo alla prova come in mezzo alla gioia, alla fine è qualcosa di grande, di soprannaturale, che mi dilata l'anima e mi unisce a Gesù".

L'amore attira l'amore

La morte si avvicinava, le notti oscure dell'anima sembravano allontanarsi dalla vita interiore di Teresa di Lisieux, e le sue parole si riaccendevano delle fiamme luminose dell'amore.

"Tu lo sai, o mio Dio, io non ho mai desiderato che *amarti*, io non aspiro ad altra gloria. Il tuo amore mi ha prevenuta fin dalla mia fanciullezza, esso è cresciuto con me, ed ora è un abisso di cui io non posso sondare la profondità. L'amore attira l'amore, e così, mio Gesù, il mio si slancia verso di te, esso vorrebbe colmare l'abisso che l'attira, ma ahimè! non è neppure una goccia di rugiada perduta nell'oceano!... Per amarti come tu mi ami, mi è necessario impadronirmi del tuo stesso amore, allora soltanto io trovo il riposo. O mio Gesù, forse è un'illusione, ma mi sembra che tu non puoi colmare un'anima con più amore di quello con cui hai colmato la mia; è per questo che io oso chiederti *di amare quelli che tu mi hai dato come tu hai amato me stessa*."

La malattia avanzava implacabile, e l'amore, l'amore di Dio, trasfigurava le ombre del dolore e della disperazione. Nelle sue ultime frasi il testo è scritto a mano: non le riusciva più di alzare e di abbassare la penna nel calamaio. Mai un lamento, mai un rimpianto; e l'ultima parola scritta dalla mano di Teresa di Lisieux è stata questa: amore.

Un destino di grazia

Una vita vissuta nella solitudine di un monastero carmelitano, e spezzata dalla malattia mortale in così giovane età, testimonia non solo di una esperienza religiosa e mistica di indicibile profondità ma anche di un'esperienza umanissima di dolore, e di inquietudine dell'anima, che ci aiuta a cogliere le ultime e radicali dimensioni della vita. Nemmeno è possibile non essere folgorati dal modo con cui Teresa di Lisieux si è confrontata con l'esperienza della morte: accettata, e trasfigurata, nell'orizzonte di una fede ritrovata che diveniva speranza, e amore. La psichiatria non ha di frequente a che fare con la morte, e il morire, se non quando scenda in noi la spada fiammeggiante del suicidio; ma le parole di questa giovane carmelitana ci dicono come da una vita sommersa dall'angoscia e dalla disperazione possa rinascere, come in Blanche de la Force, la protagonista dei *Dialogues des Carmélites* [13] di Georges Bernanos, un morire trasfigurato dalla fede e dalla speranza. Non è facile parlare di queste che sono le ultime esperienze della vita, ci vorrebbero parole bianche come quelle di Antonia Pozzi, parole non logorate dalla stanchezza e dalla rassegnazione, parole che nascano diafane sulla scia della grazia, ma non posso non sfidare l'impossibile cercando di delineare gli irraggiungibili confini della vita, e della morte, di Teresa di Lisieux. Un fiume scintillante e inesauribile di tristezza e di angoscia, di dolore e di speranza, ha segnato (così) il suo destino che non può non risplendere in ciascuno di noi come una stella del mattino che racchiuda in sé l'oscurità della notte e lo splendore dell'alba. In lei, in Teresa d'Ávila, in Teresa di Calcutta e in Juan de la Cruz, ma anche in Simone Weil mi sembra di ritrovare la bellezza struggente, e la verità psicologica e umana, di una altra splendida riflessione di Georges Bernanos [12]: "Sempre più sono persuaso che ciò che chiamiamo tristezza, angoscia, disperazione, come per inclinarci a credere che si tratti di certi movimenti dell'anima, sia invece questa anima stessa".

La vita mistica in Teresa di Calcutta

Radicalmente diverse da quelle di Teresa di Lisieux sono state la vita e la morte di Teresa di Calcutta (nasceva a Skopje nel 1910 e moriva a Calcutta nel 1997) contrassegnate da una incandescente esperienza religiosa che si è svolta, non nei monasteri, ma nel cuore del mondo: del mondo divorato dal dolore e dalla disperazione, dalla angoscia e dalla estrema indigenza, dalla morte e dal morire nel deserto di una incolmabile solitudine. Ma la sua esperienza religiosa, bruciata dal fuoco rovente di una dedizione agli altri, di una carità e di un amore verso il prossimo che non hanno mai conosciuto né confini né pause nella loro quotidiana fiammeggiante realizzazione, si è accompagnata alle intermittenti dissolvenze della fede e della speranza, alla insorgenza di una profonda solitudine, e infine al silenzio di Dio.

L'esistenza di Teresa di Calcutta è stata sigillata dalla nostalgia di Dio, e dal dolore: un dolore sconfinato e ininterrotto, scarnificante e lancinante, incomprensibile e irraggiungibile nel suo mistero. Un dolore che è stato un dolore del corpo ma soprattutto un dolore dell'anima: un dolore che fa parte della vita e della follia, della follia che è malattia e della follia della croce, che si rispecchia nei modi di essere della vita mistica come ricerca, e come realtà, del possibile e dell'impossibile, del visibile e dell'invisibile, dell'indicibile e dell'infinito, dell'ineffabile e del trascendente, che sono premessa alla conoscenza del Dio vivente.

Lacerata dal dolore

Le parabole agoniche del dolore si sono accompagnate alla vita di Teresa di Calcutta, al suo desiderio di perdersi, e di immedesimarsi, nei destini di malattia e di disperazione, di angoscia e di smarrimento, delle infinite persone deboli e fragili, povere e smarrite in attesa della morte, con le quali si incontrava. Le è stato più facile risanare le ferite sanguinanti degli altri che non quelle causate in lei dalla crisi, e dalle dissolvenze, della fede e della speranza: ricercate, e non sempre ritrovate, nel corso di una vita consegnata alla preghiera e alla carità, all'amore e alla contemplazione di Dio. Le forme espressive dell'angoscia e del dolore in Teresa di Calcutta non sono state quelle di Teresa di Lisieux che le ha conosciute nella sua adolescenza, e nella imminenza della morte; ma le une e le altre ci portano ai confini di una indicibile desolazione dell'anima che in madre Teresa nasceva dinanzi alla morte degli altri.

(Le parole inaridite e sfolgoranti [147], che Ungaretti scriveva mentre sul Carso si moriva senza fine, ci dicono forse qualcosa delle emozioni che nascono in noi quando vediamo gli altri morire accanto a noi nel dolore, e nella disperazione? "Come questa pietra / del S. Michele / così fredda / così dura / così prosciugata / così refrattaria / così totalmente / disanimata // Come questa pietra / è il mio pianto / che non si vede // La morte / si sconta / vivendo.")

L'agonia dell'anima

Le fiamme del dolore, il mistero sconvolgente del dolore, rinascono dalle lettere [104] di madre Teresa nelle quali, dopo molti anni trascorsi a soffrire in silenzio, le è stato possibile rivelare le alte maree della oscurità interiore che si iniziavano quando ancora non aveva quarant'anni.

Ad una lettera, inviata nel 1959 ad un padre gesuita, Teresa di Calcutta univa una pagina che è una agostiniana confessione delle tenebre dalle quali veniva sommersa.

"Signore, mio Dio, chi sono io perché Tu mi abbandoni? La figlia del Tuo amore, e ora diventata come la più odiata, quella che hai gettato via come non voluta e non amata. Io chiamo, io mi aggrappo, io voglio... e non c'è nessuno a rispondere, nessuno a cui mi possa aggrappare, no, nessuno. Sono sola. L'oscurità è così fitta e io sono sola, abbandonata. La solitudine del cuore che vuole amore è insopportabile. Dov'è la mia fede? Anche nel profondo, dentro, non c'è nulla se non vuoto e oscurità. Mio Dio, quanto è dolorosa questa sofferenza sconosciuta. Fa soffrire senza tregua. Non ho fede. Non oso pronunciare le parole e i pensieri che si affollano nel mio cuore e mi fanno soffrire un'indicibile agonia."

La confessione continua con parole macerate dal dolore: "Sorridere tutto il tempo. Le sorelle e le altre persone fanno tali osservazioni... Pensano che la mia fede, la fiducia e l'amore riempiano tutto il mio essere e che l'intimità con Dio e l'unione con la Sua volontà assorbano il mio cuore. Se solo sapessero... e come la mia gioia è il mantello con cui nascondo il vuoto e la miseria. Nonostante tutto, l'oscurità e il vuoto non sono dolorosi quanto il desiderio di Dio. Temo che la contraddizione possa turbare il mio equilibrio. Che cosa stai facendo, mio Dio, a una così piccola? Quando hai chiesto di imprimere la Tua Passione sul mio cuore, è questa la risposta? Se ciò Ti porta gloria, se Tu ottieni una goccia di gioia da questo, se le anime sono portate a Te, se la mia sofferenza sazia la Tua Sete, eccomi, Signore, con gioia accetto tutto fino alla fine della vita e sorriderò al tuo Volto Nascosto, sempre".

Nella immagine straziata del sole, che risplende nelle tenebre, si coglie, direi, il timbro inconfondibile della vita di madre Teresa: solcata da eteree e fugaci scintille di luce che non riuscivano ad esserle di aiuto nella sua ricerca di una speranza impossibile.

Non sono meno laceranti le cose che madre Teresa diceva, nel settembre 1959, in una lettera idealmente indirizzata a Dio: "Questa oscurità mi circonda da ogni lato. Non riesco a innalzare l'anima a Dio. Nessuna luce né ispirazione entra nella mia anima. Parlo di amore per le anime, di tenero amore verso Dio. Sulle mie labbra scorrono parole e io desidero con profondo, struggente desiderio di credere in esse. Per che cosa mi affatico? Se non c'è Dio non ci può essere anima, se non c'è anima, allora anche Tu, Gesù non sei vero. Cielo... quale vuoto. Non un singolo pensiero del Cielo mi entra nella mente, perché non c'è speranza. Ho paura a scrivere tutte le cose terribili che mi passano per l'anima".

Non è possibile non sentire umane, troppo umane, queste ferite sanguinanti dell'anima, non è possibile non partecipare del grido di dolore che è in esse, non è possibile non essere ancora più commossi da quello che la lettera ancora ci dice: "Nel mio cuore non c'è fede, né amore, né fiducia, c'è così tanto dolore, il dolore del desiderio, il desiderio di non essere voluta. Io voglio Dio con tutta la forza della mia anima, ma tra noi c'è una terribile separazione. Non prego più, la mia anima non è una sola cosa con Te, eppure quando sono sola per strada parlo per ore con Te, del mio desiderio di Te. Quanto sono intime quelle parole, ma al tempo stesso così vuote, perché mi lasciano lontana da Te". Nella conclusione della lettera risplende nondimeno la preghiera a Dio perché le sia vicino anche nel mistero della sofferenza: "Sono Tua. Imprimi sulla mia anima e sulla mia vita le sofferenze del Tuo cuore. Non badare ai miei sentimenti, non badare nemmeno al mio dolore. Se la mia separazione da Te conduce altri verso di Te, e se nel loro amore e nella loro compagnia Tu trovi gioia e diletto, allora, Gesù, sono disposta con tutto il mio cuore a soffrire tutto ciò che soffro, non solo adesso, ma per tutta l'eternità, se questo fosse possibile".

Ci sono in queste parole, certo, ambivalenze e contraddizioni, angosce e fragili speranze, ombre e radure improvvise, gioia e tristezza dell'anima, lontananza e vicinanza a Dio, in una vita bruciata dall'amore per gli altri. Sono parole che ci riconducono, lungo altri scoscesi sentieri, al mistero del dolore e della solitudine: della nostalgia, e dell'attesa senza fine, di Dio.

La indicibile oscurità

Ad un altro padre gesuita, nell'aprile 1961, madre Teresa descriveva la storia della sua vita spirituale lacerata dalla oscurità e dall'angoscia dell'anima: "Padre, sin dal 1949 o dal 1950 avverto questo terribile senso di perdita, questa indicibile oscurità, questa solitudine, questo continuo ardente desiderio di Dio che mi dà quella sofferenza nel più profondo recesso del mio cuore. L'oscurità è tale che veramente non riesco a vedere, né con la mente né con la ragione. Il posto di Dio nella mia anima è vuoto: non c'è Dio in me"; e infine: "La mia stessa vita sembra contraddittoria: io aiuto le anime, ma ad andare dove? Perché tutto questo? Dov'è l'anima nel mio essere? Dio non mi vuole. A volte sento proprio il mio cuore gridare: 'Mio Dio', e nient'altro. Non posso descrivere lo strazio e la sofferenza".

Contraddizioni, ancora, che fanno parte della vita e che ci fanno sentire Teresa di Calcutta ancora più vicina a noi quando le ombre del dolore e dello smarrimento, della inquietudine e del silenzio, scendono in noi, e come pietre intralciano il nostro cammino verso l'attesa, e verso la speranza. Certo, in diversi modi, Teresa d'Ávila, Teresa di Lisieux e Teresa di Calcutta si accompagnano alla nostra vita, aiutandoci a darle un senso nel dolore e nella solitudine, nella tristezza e nella inquietudine dell'anima, nella nostra impossibile normalità, e consegnando a queste emozioni ferite il sigillo della grazia e della disperazione trasfigurata nonostante tutto dalla speranza contro ogni speranza e dalla preghiera.

La sventura e l'amore di Dio

Questo è il titolo di uno dei capitoli che fanno parte di *Attesa di Dio* [152], uno dei libri più belli e insondabili di Simone Weil, che non ha avuto emblematiche esperienze mistiche, ma che ha scritto cose meravigliose sul desiderio di Dio, e sulla sventura come straziata epifania del dolore. Se intendiamo la vita mistica come attesa di Dio, e come conoscenza intuitiva di Dio, nel dicibile e nell'indicibile, nel visibile e nell'invisibile, allora si può dire che Simone Weil non sia lontana nei suoi orizzonti di senso da quelli di Teresa d'Ávila, di Teresa di Lisieux e di Teresa di Calcutta.

Scendendo nel cuore della riarsa esperienza della sventura così scrive nell'*Attesa di Dio*: "Nell'ambito della sofferenza la sventura è una cosa a parte, specifica, irriducibile. È ben diversa dalla semplice sofferenza. S'impadronisce dell'anima e le imprime fino in fondo il suo proprio marchio, quello della schiavitù. La schiavitù come veniva praticata nell'antica Roma è soltanto la forma estrema della sventura"; e ancora: "C'è vera sventura solo quando l'avvenimento che ha afferrato una vita l'ha sradicata, l'ha colpita direttamente o indirettamente in tutti i suoi aspetti: sociale, psicologico, fisico. Il fattore sociale è essenziale. Non c'è vera sventura là dove non si verifichi, in qualsiasi forma, una decadenza sociale o l'apprensione di una simile decadenza". La sventura ci allontana da Dio: "La sventura rende Dio assente per un certo tempo, più assente di un morto, più assente della luce in una cella immersa nelle tenebre. Una sorta di orrore sommerge tutta l'anima. Durante quest'assenza non c'è nulla da amare". Ma l'attesa di Dio è al di là della sventura.

In una lettera, che fa parte dell'*Attesa di Dio,* Simone Weil ricorda come l'esperienza del lavoro in fabbrica abbia segnata per sempre la sua vita spirituale. Dopo l'anno in fabbrica [149], e prima di riprendere l'insegnamento, Simone Weil è stata con i suoi genitori in Portogallo. "Avevo l'anima e il corpo come a pezzi. Quel contatto con la sventura aveva ucciso la mia giovinezza. Fino allora non avevo mai avuto esperienza della sventura se non della mia, che in quanto mia mi sembrava di scarsa importanza, e che d'altra parte era solo una sventura a metà, essendo biologica e non sociale", e poi con parole lancinanti che, una volta lette, si incidono nella memoria ferita per sempre: "Mentre ero in fabbrica, confusa agli occhi di tutti e ai miei propri con la massa anonima, la sventura altrui è penetrata nella mia carne e nella mia anima. Nulla me ne separava, perché avevo realmente dimenticato il mio passato, e dal momento che mi era difficile immaginare la possibilità di sopravvivere a quelle fatiche, non scorgevo davanti a me alcun futuro. Quello che ho subìto in fabbrica mi ha segnata in modo così durevole che ancora oggi, quando un essere umano, chiunque sia e in qualsiasi circostanza, mi parla senza brutalità, non posso non avere l'impressione che si tratti di uno sbaglio, purtroppo destinato probabilmente a chiarirsi". Sono parole, bruciate dal dolore e dalla grazia, che ci dicono quanta importanza abbiano i contesti ambientali, in cui viviamo, nel trascinarci nel gorgo della sventura; e di questo non dovrebbe mai dimenticarsi una psichiatria che intenda essere umana e gentile.

Come può non essere definita mistica l'esperienza religiosa di Simone Weil? Lo dice (anche) Ingeborg Bachmann in una delle sue bellissime conversazioni radiofoniche [4]: "La sua opera, complessa e stratificata, si trasforma così sotto i nostri occhi in una testimonianza di pura mistica, forse l'unica che ci sia giunta dal Medioevo in poi". Non ne è stata la *sola* testimonianza, certo, ma *una* splendida testimonianza, questo sì, come gli stralci dai suoi pensieri mi sembrano dimostrare luminosamente; benché la sua vita, come quella di Teresa di Calcutta del resto, si sia venuta svolgendo lungo le infinite strade del mondo. L'una, e l'altra, al di là delle loro diversità culturali e sociali, sono state del resto accomunate da una incandescente passione della interiorità e della speranza, e da una divorante ricerca della giustizia e dell'amore verso i più deboli e i più poveri, i più indifesi e i più fragili; ma anche da una lacerante nostalgia di Dio, e dal suo silenzio. L'una e l'altra, poi, ma anche Teresa d'Ávila e Teresa di Lisieux, sono state risucchiate nel gorgo di indicibili sofferenze dell'anima e del corpo che fanno parte della vita *normale*, e della vita incrinata dalla follia: dalla follia clinica e dalla follia metaforica che è in ciascuno di noi: nei loro confini così discontinui, e così permeabili.

Etty Hillesum, ancora

Non potrei nemmeno non definire mistiche le esperienze vissute, e descritte, da Etty Hillesum nel diario [83] scritto nel tempo della sua permanenza nel campo di concentramento di Westerbork: deportata ad Auschwitz moriva il 30 novembre 1943, a ventinove anni; e il 24 agosto 1943, a trentaquattro anni, moriva nel Grosvenor Sanatorium di Ashford, nel Kent, Simone Weil [63]: due vite radicalmente diverse, e nondimeno riunite dalla esperienza del dolore e della morte a cui sono giunte sulla scia della inumana e atroce violenza nazionalsocialista.

Dalle due citazioni, che vorrei fare dal diario di Etty Hillesum, rinascono le sorgenti mistiche della sua vita. La prima ci parla del clima di terrore in cui si viveva a Westerbork, e della sola redenzione possibile nella preghiera: "Le minacce e il terrore crescono di giorno in giorno. M'innalzo intorno la preghiera come un muro oscuro che offra riparo, mi ritiro nella preghiera come nella cella di un convento, ne esco fuori più 'raccolta', concentrata e forte. Questo ritirarmi nella chiusa cella della preghiera diventa per me una realtà sempre più grande, e anche un fatto sempre più oggettivo". La seconda citazione ci confronta con un altro aspetto della sua incandescente vita mistica: della sua esperienza interiore di Dio: "Dentro di me c'è una sorgente molto profonda. E in quella sorgente c'è Dio. A volte riesco a raggiungerla, più sovente essa è coperta da pietre e sabbia: allora Dio è sepolto. Allora bisogna dissotterrarlo di nuovo. M'immagino che certe persone preghino con gli occhi rivolti al cielo: esse cercano Dio fuori di sé. Ce ne sono altre che chinano il capo nascondendolo fra le mani, credo che cerchino Dio dentro di sé".

Vita quotidiana e vita mistica

Si conclude, così, questo mio discorso sulla fenomenologia della vita mistica in alcune straordinarie testimonianze femminili che ci fanno ancora una volta riflettere sugli abissi dell'anima: sulle sue sofferenze e sulle sue lacerazioni, sulle sue ferite e sulle sue speranze, sulle sue attese e sulle sue dissolvenze. L'esperienza della notte oscura dell'anima, che è la parola tematica di ogni vita mistica, non è estranea alla nostra vita quando il destino ci immerge nelle parabole agoniche del dolore e della fatica di vivere, della malinconia e della nostalgia di un altrove inconoscibile, e nel silenzio di Dio. Ancora una volta la incomparabile parola della follia, in Hölderlin, ci dice come in vita tutto sia connesso, e allora esperienza mistica ed esperienza umana sono misteriosamente intrecciate: l'una aiutandoci a meglio comprendere l'altra in una ininterrotta interscambiabilità di esperienze, e di attese.

Negli orizzonti di una esperienza mistica, come è stata quella di Teresa d'Ávila, di Teresa di Lisieux, di Teresa di Calcutta e di Simone Weil, e quella, insondabile, di Juan de la Cruz, ma anche in quelle di Angela da Foligno [3] e di Maria Maddalena de' Pazzi [109], si intravedono impensate latitudini della vita: del dolore e dell'agonia, dell'angoscia e della tristezza, della gioia ferita e della disperazione, che sono in noi e nella follia, quando sia analizzata, e descritta, nella sua umanità e nella sua donazione di senso, nella sua gentilezza a noi straniera e nella sua vicinanza talora alla poesia. La vita mistica, nella sua apertura all'infinito, alla trascendenza, è portatrice di esperienza e di conoscenza dell'anima dalle quali rinascono le inesauribili cascate delle emozioni e delle passioni che, modificandosi nei loro contenuti e nei loro modi di essere, non sono estranee alla nostra vita quotidiana, alla vita della tristezza e dell'angoscia alle quali ciascuno di noi non può, e non dovrebbe nemmeno sfuggire (il pensiero stellare di Kurt Schneider).

Siamo, in vita, alla ricerca senza fine degli stati d'animo, dei sentimenti e delle emozioni, che sono in noi e negli altri da noi, e in questa ricerca vorrei che ci fossero di aiuto le esperienze mistiche così aperte all'infinito, certo, ma così immerse nei mari estremi, oscuri e solo faticosamente sondabili, della interiorità. Le storie della vita di Chiara d'Assisi [45], di Teresa d'Ávila, di Teresa di Lisieux, di Teresa di Calcutta e di Simone Weil, siano motivo di riflessione, e di meditazione, ma soprattutto, se è possibile, di immedesimazione nei loro destini, e di cambiamento nei modi di salire lungo la scala di Giacobbe che ci porta alla nostra interiorità: al mistero della nostra interiorità e al mistero di Dio.

La comunità di destino

Giorno d'autunno

Signore: è tempo. Grande era l'arsura.
Deponi l'ombre sulle meridiane,
libera il vento sopra la pianura.

Fa' che sia colmo ancora il frutto estremo;
concedi ancora un giorno di tepore,
che il frutto giunga a maturare, e spremi
nel grave vino l'ultimo sapore.

Chi non ha casa adesso, non l'avrà.
Chi è solo a lungo solo dovrà stare,
leggere nelle veglie, e lunghi fogli
scrivere, e incerto sulle vie tornare
dove nell'aria fluttuano le foglie.

Rainer Maria Rilke, *Il libro delle immagini* [133]

Il goethiano filo rosso, che visibile e invisibile scorre lungo queste pagine, è quello della comunità di destino: una immagine, una metafora, che vorrei ora dilatare nei suoi possibili significati. Nel cominciare a lavorare, giungendo dalla Clinica delle malattie nervose e mentali dell'Università di Milano, nell'ospedale psichiatrico di Novara, nei suoi reparti femminili, mi sono incontrato con pazienti, giovani e anziane, nelle quali si nascondevano segrete inclinazioni ad essere ascoltate, e a chiedere aiuto, nel silenzio delle parole divorate dal dolore. Nel dolore lampeggiava un'aurora muta di speranza, che si è aperta alla speranza solo quando si è delineata una comunità inespressa di volti, e di destini, che ha creato fragili ponti fra chi curava, e chi era curata; facendo di monadi, dalle porte chiuse, monadi dalle porte spalancate: di mondi chiusi nel dolore, e negati alla speranza, mondi dai quali sgorgava la stella filante della speranza. (Un dialogo impossibile, quello del silenzio, e nel silenzio, che improvvisamente rinasceva, e poi moriva, ma lasciando tracce fosforescenti, e inemendabili nella memoria ferita.)

(Circondata, e nondimeno redenta, dal dolore e dalla imminenza della morte, e del morire ad Auschwitz, conosceva bene queste cose Etty Hillesum: "E là – sui volti delle persone, su migliaia di gesti, piccole espressioni, vite raccontate – su tutto ciò ho improvvisamente cominciato a leggere questo tempo come un insieme compiuto, e non solo questo tempo. Avevo imparato a leggere in me stessa e così ero in grado di leggere anche negli altri".)

La comunità di destino non si forma se non nella misura in cui si entra in sintonia con la frequenza d'onda del cuore di chi sta male: un cuore pascaliano, un cuore della intuizione, il mio cuore e il cuore dell'altro, un cuore che, trasformando noi stessi, ci aiuta a trasformare gli altri, un cuore che riapre, e incrina, la solitudine creata dal dolore. Un cuore sensibile ad un sorriso, che aggiunge un filo alla tela brevissima della vita, o ad una lacrima che cambia la nostra anima. Gli occhi, solo quando sono velati dalle lacrime, la bellissima immagine di Hermann Broch, sanno cogliere l'invisibile, e l'indicibile, dell'altro e del mondo in cui viviamo. Solo costruendo inedite, impensate, inimmaginate e inimmaginabili comunità di destino, ci è possibile avanzare nella conoscenza dell'anima, dell'anima che grida nel silenzio, e creare associazioni, e legami invisibili, fra il mio cuore e il cuore dell'altro: di chi è lacerato dal dolore, e dalla agonia della speranza. Ma non nasce comunità di destino se, nel cuore di chi ne partecipa, non ci sia la presaga intuizione delle grandi speranze che ci sono nel cuore degli uomini. Ci sono infiniti modi di creare comunità di destino ma anche infiniti modi di inaridirle, e di spegnerle, se non c'è in noi la agostiniana passione della interiorità: come, e non solo in psichiatria, avveniva, e crudelmente continua ad avvenire. Ma ogni comunità è sospesa fra abisso e destino, fra salvezza e pericolo, fra speranza e disperazione, fra comunione e solitudine, ed è immensamente fragile: esposta ai venti della indifferenza e della noncuranza, della impazienza e della leopardiana follia della ragione. Ogni comunità di cura è alla ricerca del destino che le dia una dimensione ancora più profonda, ancora più aperta alle intermittenze del cuore, e che conduca le anime ferite dal dolore alla soglia dell'attesa e della speranza.

In ogni comunità di cura, ma ancora di più in ogni comunità di destino, rinascono improvvisi orizzonti conoscitivi che, immersi nelle ragioni profonde del cuore, ci avvicinano alla ricerca di senso nel dolore e nella malattia: nella follia. Ma ogni comunità di destino è influenzata, e ferita, da dolori, cadute, silenzi, speranze infrante, tristezze, delusioni, e si incrina allora il legame invisibile e indicibile che le sta a fondamento. Certo, una comunità di destino nasce dall'incontro di due soggettività, di due interiorità, di comuni storie personali, che si intrecciano l'una all'altra: senza confondersi.

Il destino originario dell'essere umano è quello di vivere insieme agli altri. Noi siamo gettati nel mondo, e solo se nasce una alleanza, una comunicazione, uno scambio di esperienze, fra noi e gli altri da noi, riscopriamo quello che noi siamo, e quello che sono gli altri, nella nostra e nella loro dimensione interiore. Questo mettere in comune le cose ci trasforma. Certo, se non insistiamo nel lavoro che, ogni giorno, dovremmo fare su noi stessi, mettendo in discussione ogni nostra pretesa certezza, nulla conosceremmo non solo di noi, ma nemmeno degli altri: nulla di ciò che ci distingue, e nulla di ciò che ci accomuna. Non si entra in una comunità di destino, o almeno non si accoglie un altro in una comunità di destino, se non si ha pazienza, se non si ha desiderio, se non si ha speranza, e se non si ha la forza di sfuggire al richiamo istantaneo dei nostri sensi, dei nostri occhi, della nostra volontà. Senza questa ricerca di noi stessi, senza questa riflessione senza fine sugli orizzonti di senso, che sono in noi, non è possibile alcuna comunità di destino. Nulla ci toglie alla nostra solitudine, e alla solitudine di chi a noi si accompagna nel cammino della cura, o in quello dell'amicizia, se non si forma una comunità di destino con le sue luci, e con le sue ombre: non mancano nemmeno queste, certo, come in ogni esperienza di vita comunitaria e sociale. Se la comunità si incrina, si infrange, si contamina, o si fonde con altre esperienze, non può non smarrire la sua spontaneità, e la sua tensione creativa: la sua trascendenza. Non si può considerare la comunità di destino, direi, se non come un'isola che riemerga dal mare delle nostre abitudini e delle nostre banali occupazioni, delle nostre illusioni e delle nostre indifferenze, delle nostre noncuranze e delle nostre falsificazioni emozionali: come un'isola desertica che le onde del mare possono da un istante all'altro sommergere, e cancellare.

La comunità di destino è insomma una metafora scintillante della vita: della vita di ciascuno di noi che, di volta in volta, aneliamo ad essere ascoltati, e ad essere accolti nella nostra fragilità, e nelle nostre speranze.

Mi si dia un cuore libero dalla impazienza e dalla noncuranza. Se anche conosco tutto quello che avviene in me, e quello che mi unisce a chi, mendicante, ferito dalla vita, stende per strada una mano, ma sono accompagnato dal gelido schermo della paura, o della impazienza, o della noncuranza, non mi sarà mai possibile creare una comunità di cura, e ancora meno una comunità di destino. Si creano queste comunità solo se ci lasciamo folgorare dall'esigenza del dialogo e dell'ascolto; ma ascoltare l'altro, ascoltarne senza fine il discorso frantumato, ascoltarne i deliri, ascoltarne le allucinazioni, è considerata cosa inutile, e non degna di una psichiatria che si considera portatrice di certezze: di certezze impossibili. Non si può spezzare la melagrana in due parti secche e prosciugate: da una parte la cultura, il sapere, le certezze, la onnipotenza della scienza, e dall'altra la follia, la tristezza, la timidezza, la sconfitta. Sono realtà che si intrecciano le une alle altre; e ciascuno di noi è tenuto a guardare dentro di sé alla ricerca di quello che è crocianamente vivo, e di quello che è morto, in ciascuna delle due metà della melagrana. Costa, il lavoro su di sé, costa lavorare a stretto contatto con il dolore, e ancora di più con la rassegnazione e con il silenzio, e nondimeno è lì, nelle intermittenze del cuore, che qualcosa accade.

Nel cuore di alcune immagini, come nella immagine luminosa e umbratile di comunità di destino, esplodono mille sentieri che ci portano a riflettere sulla realtà del dolore e della tristezza, della inquietudine e della disperazione, a cui siamo consegnati, ma anche sulla realtà di quell'anelito del cuore che ci induce a non lasciare morire la speranza in noi; ed è un richiamo a cui non possiamo sfuggire. Certo, nel momento in cui strategie di globalizzazione, di comunicazione febbrile e angosciante, di complessità vertiginosa, immergono il mondo in una crisi oscura e imprevedibile, anche parole bellissime, come queste di comunità di cura e di destino, sembrano offrire solo logomachie, orizzonti astratti e lontani dalla realtà. Ci si deve allora arrendere a questa disfatta delle parole, e a questa dissolvenza degli arcobaleni di speranza che, benché fragili e intermittenti, solcano i cieli stellati della nostra immaginazione e delle nostre speranze? Non vorrei davvero che fosse così: qualcosa è ancora possibile muovendo da quella cellula originaria, che è la relazione, la partecipazione, il dialogo, il destino di perdita e di angoscia che siamo chiamati a condividere con gli altri.

Se la nostra logica non è la fredda e implacabile logica della ragione, se la nostra logica è quella del cuore, allora può non morire *in* noi, e *per* gli altri da noi, la speranza: la speranza nel suo mistero talora insondabile che ci fa riconoscere l'egoismo, la fine dell'altro, la fuga dinanzi alla responsabilità, la fuga dinanzi a noi stessi. La speranza, ancora una volta, cresce fragile e luminosa in un mondo che ha troppe certezze e troppe sicurezze; in un mondo che non sa più guardarsi dentro; in un mondo, lacerato e ferito, che non sa più provare il dolore, e riconoscere il dolore nella sua donazione di senso. Ma è necessario vivere in questo mondo, attraversarlo come si attraversa un deserto, nella speranza che possa nascere una comunità di destino fra chi cura e chi è curato, fra chi chiede aiuto e chi offre il suo aiuto, ma senza questa speranza non attraverseremmo il deserto, e sarebbe il deserto a crescere in noi: oscurando ogni nostro orizzonte, e facendoci naufragare nel nonsenso della disperazione. Nonostante la febbrile e ostinata negazione del dolore, e della follia che lo ha in sé, nonostante le terribili forze scatenate dalla crisi, nonostante la globalizzazione feroce, nonostante le sirene ingannatrici e gorgoniche della televisione, vorrei che la speranza non morisse mai, e che facesse rifiorire il deserto.

(Quale speranza, *Leitmotiv* di ogni discorso sul vivere e sul morire, può nondimeno aiutarci nel fondare una comunità di destino? Forse non basta la speranza goethiana, effimera e sfuggente stella cadente, così mirabilmente commentata da Walter Benjamin, ma è necessaria una altra speranza: una speranza che conosca il dolore, e la disperazione: una speranza come quella splendidamente descritta da Georges Bernanos in queste parole [15] misteriose e arcane: "La speranza si conquista. Non si va verso la speranza se non attraverso la verità: a costo di grandi sforzi e di una lunga pazienza. Per incontrare la speranza è necessario essere andati al di là della disperazione".)

Questo è il nostro destino, questa è la stella del mattino che sgorga dall'oscurità più profonda, questa è la comunità di cura, e di destino, che ci può salvare dal gorgo della solitudine, e dell'*apartheid,* in cui naufragano i più fragili, e cioè i migliori, fra noi. Avrei voluto avvicinarmi, in queste mie ultime pagine, agli enigmi del dolore e della follia muovendo dalla vita interiore, dalla soggettività, dalla intenzionalità, dagli abissi dell'anima, di chi cura, e di chi è curato e chiede disperatamente aiuto. Ma, da queste mie ultime pagine, avrei (anche) voluto fare riemergere la dimensione oscura e luminosa di una psichiatria che non ritrova il suo senso se non nella ricerca, possibile e impossibile, di quello che ci unisce, malati e non malati, nel solco di un comune destino: sigillato da un anelito inestinguibile alla comunione e alla solidarietà, che sono cifre psicologiche e umane, l'una intrecciata all'altra, nelle quali si riflettono gli orizzonti di senso di una psichiatria aperta all'insondabile che è nella follia, e nella cura della follia.

Questo è stato il mio cammino lungo i sentieri scoscesi e interrotti della follia, della follia recuperata nella sua immagine fenomenologica e psicopatologica, sociale e creativa, e nelle sue infinite metamorfosi tematiche. Vorrei essere riuscito a fare riemergere dal mio discorso l'altra immagine della follia con le sue sintomatologie complesse e vertiginose, con gli abissi di dolore dell'anima che da essa rinascono, con le sue umbratili e arcane costellazioni emozionali, con le sue influenze sulle esperienze letterarie e artistiche, con le sue sollecitazioni maieutiche in ordine alle latenti disposizioni creative di chi soffre, con gli enigmi delfici che la percorrono. Da una migliore conoscenza dei modi di essere nella follia discendono una più radicale e motivata rivalutazione della sua dignità, e dei suoi orizzonti di senso, ma anche ragioni di riflessione sui modi di essere, e di vivere, nelle comuni relazioni interpersonali. Ad una di queste relazioni, così decisiva in ordine al senso della cura in psichiatria, e cioè alla comunità di destino, sono state dedicate queste mie ultime pagine che intendevano ribadirne la sua decisiva importanza in ordine alla realizzazione di forme di vita, e di comunicazione, adeguate e rigorose non solo in psichiatria ma nelle quotidiane relazioni umane. Le umane esperienze, che la follia consente alla psichiatria di fare nelle aree sconfinate del dolore e della tristezza, della fragilità e delle speranze ferite, non dilatano solo i confini della comprensione di quello che in essa avviene, ma anche i confini della comprensione di quello che aiuta le comuni relazioni quotidiane ad essere sempre più umane, e gentili. Non è stata forse questa la ragione che mi ha condotto a riflettere così a lungo sulla comunità di destino?

In una delle liriche più sconvolgenti di Friedrich Hölderlin l'esperienza della follia, ormai imminente, rinasceva vertiginosa sulla scia della speranza sognata, e perduta, e dell'angoscia che sommergeva il suo destino di vita e di morte. Sono aree tematiche, radicate negli orizzonti di un infinito dolore, che si sono a lungo accompagnate a questo mio discorso, e che così si conclude, sulla immagine perduta della follia.

Le prime due strofe della lirica (*Preghiera*) sono queste:

Speranza! Amata! Operosa nel bene,
Che non disprezzi la casa di chi è in lutto,
E imperi, nobile! Con lieta devozione,
Tra mortali e potenze del cielo,

Dove sei? Poco ho vissuto, ma fredda spira
Già la mia sera, e muto, simile alle ombre,
Qui sono, e senza canto ormai
Riposa il cuore tra brividi nel petto.

Bibliografia

1. Agamben G., *La "notte oscura" di Juan de la Cruz*, in J. de la Cruz, *Poesie*, Einaudi, Torino 1974, pp. V-XIII.
2. Agostino, *Le confessioni*, Einaudi, Torino 1966.
3. Angela da Foligno, *Il libro dell'esperienza*, a cura di G. Pozzi, Adelphi, Milano 1992.
4. Bachmann I., *Il dicibile e l'indicibile*, Adelphi, Milano 1998.
5. Baeyer W. von, *Wähnen und Wahn*, Enke, Stuttgart 1979.
6. Basaglia F., *Scritti I: 1953-1968*, Einaudi, Torino 1981.
7. Basaglia F., *Scritti II: 1968-1980*, Einaudi, Torino 1982.
8. Basaglia F., *Conferenze brasiliane*, Cortina, Milano 2000.
9. Bauman Z., *Paura liquida*, Laterza, Roma-Bari 2008.
10. Bell Q., *Virginia Woolf*, Garzanti, Milano 1974.
11. Benjamin W., *Angelus Novus*, Einaudi, Torino 1962.
12. Bernanos G., *Journal d'un curé de campagne*, in G. Bernanos, *Œuvres romanesques*, Bibliothèque de la Pléiade, Paris 1961, pp. 1029-1250.
13. Bernanos G., *Dialogues des Carmélites*, in G. Bernanos, *Œuvres romanesques*, Bibliothèque de la Pléiade, Paris 1961, pp. 1563-1719.
14. Bernanos G., *La liberté pour quoi faire?*, in G. Bernanos, *Essais et écrits de combat*, II, Gallimard, Paris 1995, pp. 1259-1383.
15. Bernanos G., *Commenti e notizie sui testi*, in G. Bernanos, *Romanzi*, Mondadori, Milano 1998, p. 1327.
16. Binswanger L., *Über die manische Lebensform* (1945), in L. Binswanger, *Ausgewählte Vorträge und Aufsätze*, II, *Zur Problematik der psychiatrischen Forschung und zum Problem der Psychiatrie*, Francke, Bern 1955, pp. 252-263.
17. Binswanger L., *Daseinsanalyse und Psychotherapie* (1954), in L. Binswanger, *Ausgewählte Vorträge und Aufsätze*, II, *Zur Problematik der psychiatrischen Forschung und zum Problem der Psychiatrie*, Francke, Bern 1955, pp. 303-307.
18. Binswanger L., *Schizophrenie*, Neske, Pfullingen 1957.
19. Binswanger L., *Melancholie und Manie*, Neske, Pfullingen 1960.

20. Binswanger L., Warburg A., *La guarigione infinita. Storia clinica di Aby Warburg*, Neri Pozza, Vicenza 2005.
21. Bleuler E., *Lehrbuch der Psychiatrie*, Springer, Berlin-Heidelberg-New York 1989.
22. Bleuler M., *Die schizophrenen Geistesstörungen im Lichte langjähriger Kranken- und Familiengeschichten*, Thieme, Stuttgart 1972.
23. Bonhoeffer D., *Resistenza e resa*, Queriniana, Brescia 2002.
24. Bonhoeffer D., *Voglio vivere questi giorni con voi*, Queriniana, Brescia 2007.
25. Bonomi A., Borgna E., *Elogio della depressione*, Einaudi, Torino 2011.
26. Borgna E., *Malinconia*, Feltrinelli, Milano 1992.
27. Borgna E., *Come se finisse il mondo*, Feltrinelli, Milano 1995.
28. Borgna E., *Il volto senza fine*, Le Lettere, Firenze 2004.
29. Borgna E., *Come in uno specchio oscuramente*, Feltrinelli, Milano 2007.
30. Borgna E., *La malinconia e il tempo sospeso*, in *Il Settimo Splendore. La modernità della malinconia*, a cura di G. Cortenova, Verona (25 marzo-29 luglio 2007), Marsilio, Venezia 2007, pp. 23-25.
31. Borgna E., *La solitudine dell'anima*, Feltrinelli, Milano 2011.
32. Bormuth M., *Ambivalenz der Freiheit. Suizidales Denken im 20. Jahrhundert*, Wallstein, Göttingen 2008.
33. Borso D., *Nota introduttiva*, in P. Celan, *Oscurato*, Einaudi, Torino 2010, pp. v-xv.
34. Broch H., *La morte di Virgilio*, Feltrinelli, Milano 1993.
35. Burkhardt H., *Die schizophrene Wehrlosigkeit*, in "Der Nervenarzt", 48, 1980, pp. 237-248.
36. Callieri B., *Quando vince l'ombra*, Città Nuova, Roma 1982.
37. Campo C., *Gli imperdonabili*, Adelphi, Milano 1987.
38. Campo C., *La Tigre Assenza*, Adelphi, Milano 1991.
39. Campo C., *Lettere a Mita*, Adelphi, Milano 1999.
40. Celan P., *Poesie*, a cura di G. Bevilacqua, Mondadori, Milano 1998.
41. Celan P., *La verità della poesia*, Einaudi, Torino 2008.
42. Celan P., *Microliti*, Zandonai, Rovereto 2010.
43. Celan P., *Oscurato*, a cura di D. Borso, Einaudi, Torino 2010.
44. Celan P., Sachs N., *Corrispondenza*, il melangolo, Genova 1996.
45. Chiara d'Assisi, *Lettere ad Agnese e La visione dello specchio*, a cura di G. Pozzi e B. Rima, Adelphi, Milano 1999.
46. Clair J., *Malinconia*, Gallimard, Paris 1996.
47. Clair J. (a cura di), *Mélancholie. Génie et folie en Occident*, Galeries nationales du Grand Palais, Paris (10 octobre 2005-16 janvier 2006), Gallimard, Paris 2005.
48. Cortenova G. (a cura di), *La creazione ansiosa. Da Picasso a Bacon*, Verona (settembre 2003-gennaio 2004), Marsilio, Venezia 2003.
49. Cortenova G. (a cura di), *Il Settimo Splendore. La modernità della malinconia*, Verona (25 marzo-29 luglio 2007), Marsilio, Venezia 2007.
50. Cortenova G., *La rivoluzione della malinconia*, in *Il Settimo Splendo-*

re. La modernità della malinconia, a cura di G. Cortenova, Verona (25 marzo-29 luglio 2007), Marsilio, Venezia 2007, pp. 3-11.
51. Crespi S., *La totalità assente nascosta nelle parole*, in "Il Sole-24 Ore", 26 febbraio 1989, p. 21.
52. Crespi S., *Una scia di bianco silenzio*, in "Il Sole-24 Ore", 14 febbraio 1999, p. 29.
53. Cvetaeva M., *Deserti luoghi*, Adelphi, Milano 1989.
54. Cvetaeva M., *Le notti fiorentine*, Voland, Roma 2011.
55. Cvetaeva M., Rilke R.M., *Lettere*, SE, Milano 2010.
56. Dickinson E., *Tutte le poesie*, a cura di M. Bulgheroni, Mondadori, Milano 1998.
57. Dickinson E., *Centoquattro poesie*, tr. it. di S. Bre, Einaudi, Torino 2011.
58. Eccher D. (a cura di), *Collezioni*, II, Allemandi, Torino 2012.
59. Enzensberger H.M., *Prefazione*, in N. Sachs, *Al di là della polvere*, Einaudi, Torino 1966, pp. 5-10.
60. Erasmo da Rotterdam, *Elogio della follia*, a cura di E. Garin, Serra e Riva, Milano 1984.
61. Fabian E., *Anatomie der Angst*, Klett-Cotta, Stuttgart 2010.
62. Faust V., *Schwermut*, Hirzel, Stuttgart-Leipzig 1999.
63. Fiori G., *Simone Weil*, Garzanti, Milano 2006.
64. Freud S., *Il Mosè di Michelangelo* (1913), in S. Freud, *Opere 1915-1914*, 7, *Totem e tabù e altri scritti*, Bollati Boringhieri, Torino 1989, pp. 299-328.
65. Galimberti U., *Psichiatria e fenomenologia*, Feltrinelli, Milano 1979.
66. Galimberti U., *La casa di psiche*, Feltrinelli, Milano 2005.
67. Galimberti U., *I miti del nostro tempo*, Feltrinelli, Milano 2009.
68. Gebsattel V.E. von, *Prolegomena einer medizinischen Anthropologie*, Springer, Berlin-Göttingen-Heidelberg 1954.
69. Gebsattel V.E. von, *Imago Hominis*, Neues Forum, Schweinfurt 1964.
70. Giovanni della Croce (san), *Opere complete*, a cura di L. Borriello e G. della Croce, San Paolo, Cinisello Balsamo 2001.
71. Goffman E., *Asylums*, Einaudi, Torino 1968.
72. Gonther U., Schlimme J.E., *Hölderlin und die Psychiatrie*, Psychiatrie-Verlag, Bonn 2010.
73. Greetfeld M., Conta U., Voderholzer U., *Pharmakotherapie von Anorexia nervosa und Bulimia nervosa: State of Art*, in "Fortschritte der Neurologie-Psychiatrie", 80, 2012, pp. 9-16.
74. Griesinger W., *Die Pathologie und Therapie der psychischen Krankheiten*, Krabbe, Stuttgart 1861.
75. Griesinger W., *Vortrag zur Eröffnung der psychiatrischen Klinik zu Berlin am 2. Mai 1867*, in "Archiv für Psychiatrie und Nervenkrankheiten", I, 1868-1869, pp. 143-158.
76. Guardini R., *Vom Sinn der Schwermut*, Arche, Zürich 1949.
77. Guillén E., *Naufragi. Immagini romantiche della disperazione*, Bollati Boringhieri, Torino 2009.
78. Häfner H., *Das Rätsel Schizophrenie*, Beck, München 2000.

79. Heidegger M., *Essere e tempo*, Utet, Torino 1969.
80. Heidegger M., *In cammino verso il linguaggio*, Mursia, Milano 1973.
81. Heidegger M., *Fenomenologia della vita religiosa*, Adelphi, Milano 2003.
82. Heydecker J.J., *Il Ghetto di Varsavia*, tr. it. di R. Muratore, Giuntina, Firenze 2000.
83. Hillesum E., *Diario 1941-1943*, Adelphi, Milano 1985.
84. Hillesum E., *Lettere 1942-1943*, Adelphi, Milano 1990.
85. Hölderlin E., *Tutte le liriche*, tr. it. di L. Reitani, Mondadori, Milano 2001.
86. Hofmannsthal H. von, *Le parole non sono di questo mondo*, Quodlibet, Macerata 2004.
87. Huizinga J., *Erasmo*, Mondadori, Milano 1958.
88. Husserl E., *Idee per una fenomenologia pura e per una filosofia fenomenologica*, Einaudi, Torino 1985.
89. Jaspers K., *Allgemeine Psychopathologie*, Springer, Berlin-Göttingen-Heidelberg 1959.
90. Juan de la Cruz, *Poesie*, tr. it. di G. Agamben, Einaudi, Torino 1974.
91. Jung C.G., *Psicogenesi delle malattie mentali*, Boringhieri, Torino 1971.
92. Kierkegaard S., *Il concetto dell'angoscia. La malattia mortale*, Sansoni, Firenze 1953.
93. Kierkegaard S., *Diario (1834-1850)*, I, Morcelliana, Brescia 1962.
94. Kierkegaard S., *La ripresa*, in *Timore e tremore e La ripresa*, Comunità, Milano 1971, pp. 207-259.
95. Kierkegaard S., *Enten-Eller*, I, Adelphi, Milano 1976.
96. Kleist H. von, *Opere*, Mondadori, Milano 2011.
97. Klibansky R., Panofsky E., Saxl F., *Saturno e la melanconia*, Einaudi, Torino 1983.
98. Kuiper P., *Seelenfinsternis*, Fischer, Frankfurt am Main 1991.
99. Leone F., Marina Clarelli M.V., Mazzocca F., Sisi C. (a cura di), *Da Canova a Modigliani. Il volto dell'Ottocento*, Padova (2 ottobre 2010-27 febbraio 2011), Marsilio, Venezia 2011.
100. Leopardi G., *Poesie e Prose*, I, in *Tutte le Opere di Giacomo Leopardi*, a cura di F. Flora, Mondadori, Milano 1973.
101. Leopardi G., *Zibaldone di pensieri*, I e II, in *Tutte le Opere di Giacomo Leopardi*, a cura di Francesco Flora, Mondadori, Milano 1973.
102. Lévinas E., *Totalità e infinito*, Jaca Book, Milano 1982.
103. Lévinas E., *Quaderni di prigionia e altri inediti*, Bompiani, Milano 2010.
104. Madre Teresa, *Sii la Mia luce*, Rizzoli, Milano 2008.
105. Mann Th., *La montagna incantata*, Mondadori, Milano 1965.
106. Mann Th., *Nobiltà dello spirito*, Mondadori, Milano 1997.
107. Márai S., *Le braci*, Adelphi, Milano 1998.
108. Márai S., *Il gabbiano*, Adelphi, Milano 2011.
109. Maria Maddalena de' Pazzi, *Le parole dell'estasi*, a cura di G. Pozzi, Adelphi, Milano 1984.
110. Merleau-Ponty M., *Phénoménologie de la perception*, Gallimard, Paris 1945.

111. Minkowski E., *La schizophrénie*, Desclée de Brouwer, Paris 1953.
112. Mittner L., *Storia della letteratura tedesca. Dal fine secolo alla sperimentazione (1890-1970)*, Einaudi, Torino 1971.
113. Moldzio A., *Philosophie der Psychosen – vom Symptom zum Phänomen*, in T. Bock, K. Dörner, D. Naber, *Anstöße. Zu einer anthropologischen Psychiatrie*, Psychiatrie-Verlag, Bonn 2004, pp. 72-83.
114. Moltke H.J. von, Moltke F. von, *Abschiedsbriefe Gefängnis Tegel*, Beck, München 2011.
115. Morselli G.E., *Sulla dissociazione mentale*, in "Rivista Sperimentale di Freniatria", 54, 1930, pp. 209-322.
116. Morselli G.E., *Malinconia e romanticismo nella pittura di Daniele Ranzoni* (1967), in G.E. Morselli, *L'esistenza psicopatologica*, Minerva Medica, Torino 1975, pp. 287-292.
117. Nietzsche F., *Aurora e Frammenti postumi (1879-1881)*, Adelphi, Milano 1964.
118. Nietzsche F., *Così parlò Zarathustra*, Adelphi, Milano 1964.
119. Nietzsche F., *La gaia scienza*, in *Idilli di Messina. La gaia scienza e Frammenti postumi (1881-1882)*, Adelphi, Milano 1965, pp. 13-276.
120. Nietzsche F., *Frammenti postumi 1884*, Adelphi, Milano 1976.
121. Nietzsche F., *Epistolario 1880-1884*, Adelphi, Milano 2004.
122. Nietzsche F., *Epistolario 1885-1889*, Adelphi, Milano 2011.
123. Paolo (san), *Seconda ai Corinti, 12.9-10*, in san Paolo, *Lettere*, Einaudi, Torino 1990.
124. Pascal B., *Pensées*, in B. Pascal, *Œuvres complètes*, II, Bibliothèque de la Pléiade, Paris 2000, pp. 543-900.
125. Polanski R., *Il pianista*, dvd, Universal, 2007.
126. Pozzi A., *Poesia che mi guardi*, a cura di G. Bernabò e O. Dino, Sossella, Roma 2010.
127. Pozzi A., *Soltanto in sogno*, a cura di G. Sandrini, alba pratalia, Verona 2011.
128. Proust M., *Combray*, in M. Proust, *Alla ricerca del tempo perduto*, I, *La strada di Swann*, Einaudi, Torino 1961, pp. 3-180.
129. Rilke R.M., *Poesie (1895-1908)*, a cura di G. Baioni, Einaudi, Torino 1994.
130. Rilke R.M., *Poesie (1908-1926)*, a cura di G. Baioni, Einaudi, Torino 1995.
131. Rilke R.M., *Elegie duinesi*, tr. it. di M.G. Marzot, Milano 1999.
132. Rilke R.M., *Engellieder*, a cura di D. Cappelli Millosevich e A. Paronuzzi, Ancora, Milano 2005.
133. Rilke R.M., *Poesie*, tr. it. di G. Pintor, Einaudi, Torino 2011.
134. Sachs N., *Al di là della polvere*, Einaudi, Torino 1966.
135. Scharfetter C., *Was weiß der Psychiater vom Menschen?*, Huber, Bern-Göttingen-Toronto 2000.
136. Scharfetter C., *Wahn – Ein Fenster zur Seele*, in T. Bock, K. Dörner, D. Naber, *Anstöße. Zu einer anthropologischen Psychiatrie*, Psychiatrie-Verlag, Bonn 2004, pp. 55-71.

137. Scharfetter C., *Allgemeine Psychopathologie*, Thieme, Stuttgart-New York, 2010.
138. Schneider K., *Reine Psychiatrie, symptomatische Psychiatrie und Neurologie*, in "Zeitschrift für die gesamte Neurologie und Psychiatrie", 57, 1919, pp. 159-166.
139. Schneider K., *Klinische Psychopathologie*, Thieme, Stuttgart 1962.
140. Shakespeare W., *Macbeth*, atto IV, scena III, in W. Shakespeare, *Opere complete*, III, *Tragedie*, tr. it. di G. Baldini, Rizzoli, Milano 1963, pp. 589-676.
141. Shakespeare W., *Macbeth*, atto I, scena I, in *Teatro completo di William Shakespeare*, IV, *Le tragedie*, a cura di G. Melchiori, Mondadori, Milano 1976, pp. 839-1037.
142. Spielberg S., *Schindler's List*, dvd, Universal, 1993.
143. Teresa d'Ávila, *Libro della vita*, in Teresa d'Ávila, *Opere complete*, a cura di L. Borriello e G. della Croce, Paoline, Milano 1998, pp. 80-470.
144. Teresa d'Ávila, *Poesie*, in Teresa d'Ávila, *Opere complete*, Paoline, Milano 1998, pp. 1569-1604.
145. Teresa di Lisieux, *Storia di un'anima*, Piemme, Casale Monferrato 1998.
146. Trakl G., *Poesie*, tr. it. di I. Porena, Einaudi, Milano 1979.
147. Ungaretti G., *Vita d'un uomo. Tutte le poesie*, Mondadori, Milano 2009.
148. Vianini F., *Caspar David Friedrich. L'impensato della Melancholie*, in *Il Settimo Splendore. La modernità della malinconia*, a cura di G. Cortenova, Verona (25 marzo-29 luglio 2007), Marsilio, Venezia 2007, pp. 341-349.
149. Weil S., *La condizione operaia*, Comunità, Milano 1965.
150. Weil S., *Quaderni I*, Adelphi, Milano 1982.
151. Weil S., *L'ombra e la grazia*, Bompiani, Milano 2002.
152. Weil S., *Attesa di Dio*, Adelphi, Milano 2008.
153. Wittgenstein L., *Tractatus logico-philosophicus e Quaderni 1914-1916*, Einaudi, Torino 1964.
154. Woolf V., *Il volo della mente. Lettere 1888-1912*, Einaudi, Torino 1980.
155. Woolf V., *Un riflesso dell'altro. Lettere 1929-1931*, Einaudi, Torino 1988.
156. Woolf V., *Le onde*, Einaudi, Torino 1995.
157. Woolf V., *Saggi, prose, racconti*, Mondadori, Milano 1998.
158. Woolf V., *La signora Dalloway*, in V. Woolf, *Romanzi*, Mondadori, Milano 2001, pp. 197-400.
159. Woolf V., *Diario di una scrittrice*, minimum fax, Roma 2009.
160. Woolf V., *Voltando pagina. Scritti 1904-1941*, il Saggiatore, Milano 2011.
161. Zambrano M., *Luoghi della pittura*, medusa, Milano 2002.
162. Zambrano M., *Luoghi della poesia*, Bompiani, Milano 2011.

Indice dei nomi

Indice

Made in United States
North Haven, CT
18 October 2022

25598100R00136